Excerpta Oncologica

6

Excerpta Oncologica 6

Prognostische und therapierelevante Faktoren beim Mammakarzinon

Ergebnisse einer Konsensuskonferenz

Herausgeber: S. Classen, H. Graeff, F. Jänicke, H. Sauer, W. Wilmanns

Novartis Pharma Verlag
Nürnberg 1997

Gebrauchsnamen, Handelsnamen, Warenbezeichnungen und dgl., die in diesem Buch ohne besondere Kennzeichnung aufgeführt sind, berechtigen nicht zu der Annahme, daß solche Namen ohne weiteres von jedem benutzt werden dürfen. Vielmehr kann es sich auch dann um gesetzlich geschützte Warenzeichen handeln.

Hinsichtlich der in diesem Buch angegebenen Dosierungen von Medikamenten usw. wurde von seiten der Autoren, Herausgeber und des Verlages mit größtmöglicher Sorgfalt vorgegangen. Dennoch wird der Leser aufgefordert, die entsprechenden Dosierungshinweise der Hersteller zu beachten.

Alle Rechte, auch die des Nachdrucks, insbesondere das Recht der Vervielfältigung und Verbreitung in Wort, Bild und Schrift sowie der Übersetzung, sind dem Verlag vorbehalten.

© 1997, Novartis Pharma Verlag, 90327 Nürnberg

Satz und Gestaltung: Fotosatz H. Strütt und W. Rünzi, 79650 Schopfheim
Druck: Fränkischer Tag GmbH & Co. KG, 96045 Bamberg

ISBN 3-933 185-03-3

Inhalt

Vorsitzende / Teilnehmer   7

H. Graeff, W. Wilmanns, F. Jänicke, H. Sauer, S. Classen
Prognostische und therapierelevante Faktoren beim Mammakarzinom
– Ergebnisse einer Konsensuskonferenz   11

K. Ulm, F. Dannegger
Anforderungen an statistische Methoden zur Evaluierung
von Prognosefaktoren   19

K. Possinger, M. Wischnewsky, I. Schönborn, W. Lichtenegger
Prognostic and Predictive Factors in Breast Cancer   35

J.A. Foekens, M. P. Look, M. Meijer-van Gelder, J. G. M. Klijn
Prognostic Factors and Implication for Therapie:
Prognostic and Predictive Value   49

M. Kaufmann
Prognostische Bedeutung des Operationszeitpunktes
für prämenopausale Frauen mit Mammakarzinom   63

H. Sauer
Kritische Bemerkungen zur adjuvanten Therapie unter Einschluß
der Hochdosis-Therapie mit autologer Stammzell-Reinfusion   67

W. Nathrath
Prognostische Bedeutung der p53-Antigenexpression
bei Mammakarzinomen   81

*N. Harbeck, B. Henselmann, C. Thomssen, L. Pache,
K. Ulm, P. Dettmar, W. Nathrath, F. Jänicke, M. Schmitt, H. Graeff*
Multivariater Vergleich neuerer tumorbiologischer Prognosefaktoren
(unter Einschluß von S-Phase und MIB1)
beim nodalnegativen Mammakarzinom   91

A. Obermair
Angiogenese und Prognose beim Mammakarzinom   101

K. Friedrichs
Prognostische Bedeutung von CD44-Standard und -Isoformen
für das Mammakarzinom 111

G.v. Minckwitz
Prognostische Bedeutung der CD44-Variante Exon v6
beim Mammakarzinom 131

C. Thomssen, F. Jänicke
Tumorproteasen im multivariaten Vergleich und als Hilfe
zur risikoadaptierten Therapieentscheidung 135

G. Schlimock
Tumorzellen im Knochenmark – Prognose und Therapieansatz 159

*M. Untch, I. Funke, G. Konecny, C. Nestle-Krämling,
I. Bauerfeind, B. Böttcher, H. Hepp*
Untersuchung von Proteasen im Primärtumor und
Tumorzelldissemination ins Knochenmark zum Zeitpunkt
der Primärtherapie beim Mammakarzinom 165

Vorsitzende / Teilnehmer

Vorsitzende:

Prof. Dr. H. Graeff
Frauenklinik und Poliklinik der Technischen Universität München
Ismaninger Straße 22, D-81675 München

Prof. Dr. W. Wilmanns
Medizinische Klinik III
Klinikum Großhadern der Ludwig-Maximilians-Universität München
Marchioninistraße 15, D-81377 München

Prof. Dr. E. Gerlach
Physiologisches Institut der Ludwig-Maximilians-Universität München
Pettenkoferstraße 12, D-80336 München

Prof. Dr. H. Höfler
Institut für Pathologie der Technischen Universität München
Ismaninger Straße 22, D-81675 München

Prof. Dr. F. Jänicke
Universitätsklinikum Eppendorf
Martinistraße 52, D-20246 Hamburg

Prof. Dr. G. Paumgartner
Medizinische Klinik und Poliklinik II
Klinikum Großhadern der Ludwig-Maximilians-Universität München
Marchioninistraße 15, D-81377 München

Prof. Dr. D. Seidel
Institut für Klinische Chemie
Klinikum Großhadern der Ludwig-Maximilians-Universität München
Marchioninistraße 15, D-81377 München

Prof. Dr. H. Wagner
Institut für Medizinische Mikrobiologie und Hygiene
der Technischen Universität München
Trogerstraße 9, D-81675 München

Teilnehmer:

Dr. S. Classen
Institut für klinische Hämatologie
Marchioninistraße 25, D-81377 München

Dr. J. A. Foekens
Division of Endocrine Oncology, Department of Medical Oncology,
Rotterdam Cancer Institut (Daniel den Hoed Kliniek) / Academic Hospital,
Rotterdam, The Netherlands

Dr. K. Friedrichs
Kern- und Poliklinik der Universitäts-Frauenklinik Hamburg
Martinistraße 52, D-20246 Hamburg

Prof. Dr. J. Gerdes
Forschungsinstitut und Medizinische Klinik Borstel
Parkallee 22, D-23845 Borstel

Dr. N. Harbeck
Frauenklinik und Poliklinik der Technischen Universität München
Ismaninger Straße 22, D-81675 München

Dr. M. Heiss
Chirurgische Klinik, Klinikum Großhadern der
Ludwig-Maximilians-Universität München
Marchioninistraße 15, D-81377 München

Prof. Dr. M. Kaufmann
Frauenklinik der Johann-Wolfgang-Goethe-Universität
Theodor-Stern-Kai 7, D-60596 Frankfurt/Main

Prof. Dr. C. Knabbe
Medizinische Klinik / Klinische Chemie, Universitätsklinikum Eppendorf
Martinistraße 52, D-20246 Hamburg

Dr. G. v. Minckwitz
Frauenklinik der Johann-Wolfgang-Goethe-Universität
Theodor-Stern-Kai 7, D-60596 Frankfurt/Main

Prof. Dr. W. Nathrath
Institut für Pathologie, Städtisches Krankenhaus München-Harlaching
Sanatoriumsplatz 2, D-81545 München

Dr. A. Obermair
Universitätsklinik für Frauenheilkunde
Abteilung für Gynäkologie und Geburtshilfe
Währinger Gürtel 18-20, A-1090 Wien, Österreich

Prof. Dr. K. Possinger
Universitätsklinikum Charite, Med. Univ.-Klinik und Poliklinik II
Schumannstraße 20/21, D-10117 Berlin

Prof. Dr. H. Sauer
Medizinische Klinik III,
Klinikum Großhadern der Ludwig-Maximilians-Universität München
Marchioninistraße 15, D-81377 München

Prof. Dr. G. Schlimok
Zentralklinikum Augsburg
Postfach 10 19 20, D-86009 Augsburg

Dr. C. Thomssen
Frauenklinik und Poliklinik der Universität Hamburg
Universitätskrankenhaus Eppendorf
Martinistraße 52, D-20246 Hamburg

Prof. Dr. K. Ulm
Institut für Medizinische Statistik und Epidemiologie
der Technischen Universität München
Ismaninger Straße 22, D-81675 München

Dr. M. Untch
Klinik und Poliklinik für Geburtshilfe und Frauenheilkunde
Klinikum Großhadern der Ludwig-Maximilians-Universität München
Marchioninistraße 15, D-81377 München

Die Konsensuskonferenz stand unter der Schirmherrschaft folgender Gesellschaften:

Deutsche Krebsgesellschaft, Deutsche Gesellschaft für Hämatologie und Onkologie (DGHO), Arbeitsgemeinschaft für Gynäkologische Onkologie (AGO), Arbeitsgemeinschaft Internistische Onkologie (AIO), Deutsche Gesellschaft für Radioonkologie e.V., Forschungszentrum für Umwelt und Gesundheit (GSF)

Prognostische und therapierelevante Faktoren beim Mammakarzinom

Ergebnisse einer Konsensuskonferenz

H. Graeff, W. Wilmanns gemeinsam mit F. Jänicke, H. Sauer und S. Classen

Prognostische Faktoren bestimmen das Lebensschicksal von Patientinnen, die an Mammakarzinom erkrankt sind. In den letzten Jahren erschienen zahlreiche Publikationen über neue Prognosefaktoren. Diese beinhalten morphologische, biochemische, zellkinetische, tumorgenetische und andere tumorbiologische Aspekte. Für die betroffenen Patientinnen ist von entscheidender Bedeutung, ob und inwieweit diese Prognosefaktoren, von denen inzwischen über 100 in der Literatur diskutiert werden, Vorhersagen über das Lokalrezidiv und die Fernmetastasierung gestatten und somit für das Überleben von Bedeutung sind. Eine weitere wichtige Frage ist, ob durch diese Prognosefaktoren therapeutische Entscheidungen beeinflußt werden. Schließlich ist zu bedenken, daß für die klinische Praxis die Berücksichtigung nichtrelevanter Prognosefaktoren zu einer Verunsicherung der betroffenen Patientinnen und damit zu nachteiligen Folgen für deren Lebensqualität führen kann und daß das Gesundheitswesen dadurch mit weiteren unnötigen Kosten belastet würde.

Deshalb war es sinnvoll, daß vom Münchner Collegium für Therapieforschung eine Konsensuskonferenz einberufen wurde, die am 14. Mai 1996 im Klinikum Großhadern stattfand. Diese Konferenz wurde von den beteiligten Experten intensiv vorbereitet (u.a. durch schriftliche Stellungnahmen). Die Ergebnisse wurden dann am 23. November 1996 anläßlich der 11. Tagung des Münchner Collegiums für Therapieforschung »Prognostische und therapierelevante Faktoren beim Mammakarzinom« im Klinikum Großhadern der LMU München vorgestellt.

Anforderungen an neue Prognosefaktoren

Prognosefaktoren sollen die frühzeitige Unterscheidung von Patientinnen mit niedrigem oder hohem Rezidiv- und Sterberisiko erlauben. Dadurch kann eine entsprechende, individuelle, risikoadaptierte Selektion von Patientinnen für eine adjuvante Therapie erreicht werden. Wichtig ist, ob der Parameter ein klinisch relevantes Patientenkollektiv (hohes oder sehr niedriges Risiko, Wahrscheinlichkeit <10%) erkennt. Das Hauptaugenmerk sollte dabei auf der Identifikation lymphknotennegativer Patientinnen mit einem hohen Rezidivrisiko liegen. Bei der unselektierten adjuvanten Therapie des gesamten nodalnegativen Patientenkollektivs würden 70% unnötig und 22% erfolglos behandelt werden, und nur 8% der Patientinnen würden von der Therapie profitieren. Voraussetzung für die Anerkennung des gefundenen Parameters als Prognosefaktor ist, daß seine Relevanz statistisch einwandfrei und reproduzierbar verifiziert werden konnte. In einem weiteren Schritt muß in randomisierten Studien geklärt werden, ob die durch den Prognosefaktor identifizierte Hochrisikogruppe tatsächlich von einer adjuvanten Therapie profitiert. Unter diesem Aspekt ist die Unterscheidung zwischen prognostisch relevanten Faktoren und prädiktiven Faktoren, die Aussagen über das zu erwartende Ansprechen auf bestimmte Therapieschemata ermöglichen, wichtig.

Entsprechend internationaler Übereinkommen müssen neue Prognosefaktoren den in Tabelle 1 genannten Anforderungen genügen, bevor sie Eingang in Therapieentscheidungen außerhalb klinischer Studien finden können.

1. Biologische Hypothese
2. Einfacher Nachweis für den Faktor
3. Biostatistische Planung der Durchführung
4. Korrelation mit etablierten Faktoren
5. Optimierte Schwellenwerte zur Unterscheidung in Niedrig- und Hochrisikogruppe
6. Univariate und multivariate Analyse (Unabhängigkeit und Gewichtung von Faktoren)
7. Validierung der Ergebnisse in einem anderen Patientenkollektiv durch andere Untersucher
8. Klinische Studie, Auswirkung auf die Therapie
9. Überführung in die klinische Praxis

Tabelle 1: Kriterien für die Evaluierung prognostischer Faktoren modifiziert nach McGuire [1].

I. Etablierte Prognosefaktoren

Faktoren, die in der täglichen Praxis außerhalb von Studien Anwendung finden

1. Beim primären Mammakarzinom

- Tumordurchmesser (pT)
  Maximalwert angegeben in cm
  Tumorfreiheit bzw. -infiltration der Resektionsränder

- Lymphknotenstatus (pN)
  Anzahl der tumorbefallenen axillären Lymphknoten (mit Angabe der Anzahl der histologisch untersuchten Lymphknoten) und Bezug zur Umgebung (Kapseldurchbruch, Invasion des Fettgewebes). In der multivariaten Analyse hat der axilläre Lymphknotenstatus bzw. die Zahl der befallenen Lymphknoten die stärkste prognostische Aussagekraft für rezidivfreies Überleben und Gesamtüberleben.

- Malignitätsgrad (G, »Grading«)
  Differenzierung, Zellkernveränderung und Mitoserate

- histologischer Typ
  z.B. duktal, lobulär, muzinös, medullär, papillär, tubulär

- Hormonrezeptorstatus (R)
  biochemische oder immunhistochemische Quantifizierung des Östrogen- (ER) und Progesteronrezeptors (PR)

- Alter
  tendenziell ungünstigere Prognose bei <35jährigen Patientinnen und tendenziell günstigere Prognose bei postmenopausalen Patientinnen

2. Beim metastasierenden Mammakarzinom

- Anzahl der metastasenbefallenen Organsysteme
- Metastasenlokalisation
- Dauer des rezidivfreien Intervalls
- Hormonrezeptorstatus
- Inflammatorisches Mammakarzinom
- Leistungsindex (z.B. Karnofsky oder WHO)

II. Neue Prognosefaktoren

Tumorbiologische Faktoren, die für die tägliche Praxis Bedeutung erlangen können

1. Die prognostische Wertigkeit ist bereits durch mehrere unabhängige Studien entsprechend den Kriterien der Evaluierung (Tabelle 1) bestätigt worden:

Faktoren der Invasion und Metastasierung
- Tumorassoziierte Proteasen
  Urokinase-Plasminogenaktivator (uPA) und Plasminogenaktivator-Inhibitor Typ 1 (PAI-1)
  In allen bisher publizierten Untersuchungen sind uPA und PAI-1 unabhängige Prognosefaktoren für Rezidiv und Tod.
  Es zeichnet sich zunehmend ab, daß PAI-1 der stärkste der neuen tumorbiologisch begründeten Faktoren ist. In Multivarianzanalysen ist PAI-1 von gleicher prognostischer Stärke wie der Lymphknotenstatus und von diesem unabhängig. Hohe uPA-Werte zeigen ein erhöhtes Risiko für ein frühes Rezidiv (in den ersten 2 Jahren postoperativ) an, erhöhte PAI-1-Werte für ein späteres Rezidiv.
  Auch in der Subgruppe der nodalnegativen Patientinnen ist PAI-1 der stärkste unabhängige prognostische Faktor. Die Kombination von PAI-1 und uPA ist hier den etablierten Faktoren – wie Tumorgröße, Hormonrezeptoren, Grading etc. – in der prognostischen Stärke überlegen. Durch diese Kombination von uPA und PAI-1 werden etwa 85% der späteren Rezidive bei nodalnegativen Patientinnen vorhergesagt. Eine Überführung von uPA und PAI-1 in die klinische Anwendung steht bevor.

- Tumorzellnachweis im Knochenmark
  Der **Tumorzellnachweis im Knochenmark** ist nicht gleichzusetzen mit einer Mikrometastasierung. Es besteht eine Korrelation mit einem erhöhten Rezidivrisiko. Von mehreren Arbeitsgruppen wird der Nachweis von Tumorzellen im Knochenmark als unabhängiger Prognosefaktor beschrieben. Allerdings fehlen multivariate Untersuchungen bei N0-Patientinnen. Die Invasivität bei der Materialgewinnung und der Aufwand bei der Analyse sind hoch.

Faktoren der Proliferation
S-Phase, Ki-67(MIB1), TLI (Thymidine Labeling Index)
S-Phase-Fraktion und MIB1 sind in der univariaten Analyse beide signifikante Prognosefaktoren beim nodalnegativen Mammakarzinom, sie verlieren jedoch in der multivariaten Analyse nach Berücksichtigung von uPA und PAI-1 ihre statistisch signifikante Bedeutung. Nach PAI-1 ist die durchflußzytometrisch bestimmte S-Phase-Fraktion der stärkste Prognosefaktor beim nodalnegativen Mammakarzinom und scheint der immunhistochemisch nachgewiesenen MIB1-

Proliferationsrate in seiner prognostischen Bedeutung somit leicht überlegen zu sein. Die klinische Relevanz beider Faktoren ist sehr stark von der Qualität der verwendeten Bestimmungsmethode und der Datenauswertung abhängig. Eine nationale und internationale Standardisierung wäre hier wünschenswert. Grundsätzlich erscheint die Bestimmung eines einzigen Proliferationsparameters ausreichend, da aus Parallelbestimmungen keine zusätzliche Information erhalten wird. Es sollte derjenige Faktor gewählt werden, für dessen Bestimmung das entsprechende Labor die größte Erfahrung besitzt.

Angiogenesefaktoren

Der immunhistochemische Nachweis der Gefäßdichte hat in mehreren Studien eine prognostische Bedeutung gezeigt. Noch unklar ist die Standardisierung der Methoden. Der multivariate Vergleich mit anderen neueren Prognosefaktoren steht noch aus.

2. Tumorbiologische Faktoren, deren prognostischer Wert uneinheitlich beurteilt wird. Ihre Evaluierung in klinischen Studien nach oben genannten Kriterien (Tabelle 1) steht noch aus

Faktoren der Invasion und Metastasierung
Kathepsin D
Es liegen widersprüchliche Publikationen zur prognostischen Wertigkeit von Kathepsin D vor. Die Differenz der Rezidivraten bei hohen und niedrigen Kathepsin-D-Werten ist gering. In Multivarianzanalysen ist Kathepsin D dem PAI-1 und uPA unterlegen bzw. dann nicht mehr von unabhängiger prognostischer Bedeutung.
Kathepsin B und L, CD44, E-Kadherin, Matrix-Metallo-Proteinasen (MMP's)

Onkogene und Tumorsuppressorgene
Her2/neu (c-erbB2), p53
Amplifikation bzw. Mutation dieser Gene und deren Expression (gemessen als natürliche oder modifizierte Genprodukte)

Phase des Menstruationszyklus zum Operationszeitpunkt
Der ungünstige Einfluß des **Operationszeitpunktes in der 1. Zyklushälfte** auf die Prognose muß durch prospektive Studien gesichert werden.

Aus der Literatur seien außerdem die in Tabelle 2 aufgeführten Faktoren erwähnt.

Onkogene/Tumorsuppressorgene		
c-myc	Transkriptionsfaktor	Amplifikation
H-ras	Signaltransduktion	Mutation
c-fos	Transkriptionsfaktor	Expression
int-2	Onkoprotein »Fibroblast Growth Factor«	Amplifikation
bcl-1/PRAD1/Cyclin D1	Gen-Rearrangement mit Cyclin-D1-Gen	Amplifikation Überexpression
bax	Apoptose-Promotor	Expression
bcl-2	Apoptose-Inhibitor	Überexpression
Rb	Retinoblastoma-Gen Zellzyklus-Regulation	Mutationen
nm 23	Antimetastatisches Gen	(Über)expression
AKT2	kodiert eine Serin-Threonine-Protein-Kinase	Amplifikation/ Überexpression
Zytokine / Wachstumsfaktoren – Rezeptoren		
eIF-4	Eukaryontic Translation Initiation Factor	Expression
b-FGF	basic-Fibroblast Growth Factor	Expression
VPF	Vascular Permeability Factor	Expression
VEGF	Vascular Endothelial Growth Factor	Expression
IGF-1-Rezeptor	Insulin like Growth Factor Receptor	Expression
EGF- Rezeptor	Epithelial Growth Factor Receptor	Expression
Sonstige		
Apoptoseraten		
DNA Ploidie		
DNA Reparatur-Gene		
Mikrosatelliteninstabilität		
AgNORs	Silver-binding nucleolar organizer regions Regulation der rDNA-Transkription	
pS2	Östrogenreguliertes Protein	Expression

Tabelle 2: Auswahl von Faktoren, denen eine mögliche prognostische Bedeutung beim Mammakarzinom zukommen könnte.

III. Therapierelevante prädiktive Faktoren

1. Etablierte therapierelevante Faktoren

Routinemäßig zu berücksichtigende Faktoren für therapeutische Differentialindikationen sind die unter I.1 und I.2 genannten etablierten Prognosefaktoren.

Es war nicht die Aufgabe dieser Konsensuskonferenz, zur adjuvanten Therapie Stellung zu nehmen. Für weitergehende Informationen zum Einsatz therapierelevanter Faktoren beim Mammakarzinom verweisen wir auf die Ergebnisse vorangegangener Konsensuskonferenzen:

– Konsensuskonferenz St. Gallen 1995 [2],
– Konsensuskonferenz »EORTC Receptor and Biomarker Study Group« Stockholm 1995 [3]
– American Society of Clinical Oncology (ASCO) »Guidelines« 1996 [4].

Neben den etablierten Prognosefaktoren bieten auch die unter II. genannten neuen tumorbiologischen Faktoren Möglichkeiten zur Selektion von Patientinnen nach Risikogruppen. Studien zur Prüfung, ob die jeweiligen Risikogruppen von einer bestimmten Therapiemaßnahme profitieren, sind derzeit in Ausführung.

Die Selektion von Patientinnen für eine dosisintensivierte bzw. Hochdosis-Chemotherapie gemäß den nachfolgend genannten Kriterien kann nur in prospektiv randomisierten Studien im Vergleich mit der »besten« konventionell dosierten Chemotherapie erfolgen. Hierfür kommen folgende Patientinnen in Betracht:

– 4–9 Lymphknoten positiv
– ≥ 10 Lymphknoten positiv
– Kapseldurchbruch/Invasion ins Fettgewebe
– Inflammatorisches Mammakarzinom
– Hochrisikokonstellation im frühen metastasierenden Stadium

2. Mögliche prädiktive Faktoren

Tumorbiologische Faktoren, die Resistenz oder Sensitivität auf eine Therapie anzeigen können

Faktoren, von denen eine prädiktiver Wert vermutet wird, sind in Tabelle 3 zusammengestellt.

Faktor	Vermutete Prädiktion
S-Phase hoch	Chemosensivität
Her2/neu positiv	Chemoresistenz (dosisabhängig)
EGF-R positiv	Tamoxifenresistenz
p53 positiv	Chemoresistenz?
uPA	Hormonresistenz

Tabelle 3: Mögliche prädiktive Faktoren.

Prognosefaktoren und Prädiktionsfaktoren sollen nur entsprechend den in der wissenschaftlichen Literatur abgesicherten Ergebnissen im Sinne von »Evidence Based Medicine« (EMB) eingesetzt werden. Dieses hier vorgelegte Konsensusergebnis beruht auf einer entsprechenden Analyse der relevanten Orginalliteratur, die in der Kurzfassung jedoch nicht im einzelnen zitiert ist. Wie dieses Konsensuspapier sind auch die ausführlichen Literaturdiskussionen im vorliegenden Sammelband [5] publiziert, aus dem die weiterführenden Informationen entnommen werden können.

Literatur

1. *McGuire W.L.:*
   Breast Cancer Prognostic Factors: Evaluation Guidelines.
   J. Natl. Cancer Inst. *83*, 154–155 (1991)
2. *Goldhirsch A., Wood C.W., Senn H.J., Glick J.H., Gelber R.D.:*
   Meeting highlights: International consensus panel on the treatment of primary breast cancer.
   J. Natl. Cancer Inst. *87*, 1441–1445 (1995)
3. *Blankenstein M.A.:*
   Biochemical assessment of tissue prognostic factors in breast cancer.
   The Breast *6*, 31–37 (1997)
4. *American Society of Clinical Oncology:*
   Clinical practice guidelines for the use of tumor markers in breast and colorectal cancer.
   J. Clin. Oncol. *14*, 2843–2887 (1996)
5. Prognostische und therapierelevante Faktoren beim Mammakarzinom – Ergebnisse einer Konsensuskonferenz – Excerpta Oncologica 6. Hrsg.: Classen, S., Graeff, H., Jänicke, F., Sauer, H., Wilmanns, W., Novartis Pharma Verlag, Nürnberg (1997).

Anforderungen an statistische Methoden zur Evaluierung von Prognosefaktoren

K. Ulm, F. Dannegger

1. Einleitung

Die Untersuchung und Bewertung prognostischer Faktoren dient verschiedenen Zielen. Zum einen hat jeder Patient ein erhebliches Interesse an seiner Prognose. Zum anderen haben diese Daten auch für die Klinik unmittelbare Konsequenzen. Häufig wird die Frage der weiteren Therapie davon beeinflußt. Ein aktuelles Beispiel stellt das Mammakarzinom dar. Das Ziel ist, die Patientinnen in verschiedene Risikogruppen anhand dieser prognostischen Faktoren zu unterteilen. Beim nodalnegativen Mammakarzinom sind die Patientinnen mit einem erhöhten Rezidivrisiko zu identifizieren. In dieser Gruppe soll dann mittels einer adjuvanten Chemotherapie das Rezidivrisiko gesenkt werden. Für diese Fragestellung bleibt von den sogenannten »klassischen« Prognosefaktoren (TNM) lediglich das T-Stadium übrig, also die Tumorgröße. Die Literatur aber zeigt, daß die Tumorgröße zwar eine prognostische Wertigkeit besitzt, die jedoch für die vorliegende Fragestellung als nicht ausreichend erachtet wird. Für die Therapieentscheidung sind neue Faktoren erforderlich, die eine bessere Differenzierung hinsichtlich des Rezidivrisikos ermöglichen. Die Suche nach geeigneten Faktoren ist in vollem Gange. Derzeit sind ca. 100 neue Marker im Gespräch. Die Bewertung dieser neuen Faktoren stellt auch für die Statistik eine besondere Herausforderung dar [z.B. Harell et al., 1996]. In verschiedenen Publikationen wird versucht, einige dieser neuen Faktoren zu bewerten [z.B. McGuire et al., 1990]. Die als wichtig eingestuften Faktoren sind dann zu einem Prognosesystem zu vereinen. Ziel dieser Bemühungen ist die Konstruktion eines möglichst einfachen Systems. Diese Aufgabe wird jedoch durch eine Reihe von Problemen erschwert. Die Interaktionen zwischen den verschiedenen Faktoren sind zu berücksichtigen. Erwünscht ist die Erkennung sogenannter »unabhängiger« Faktoren. Sind mehrere Faktoren miteinander korreliert, so sind nach Möglichkeit nur die aussagekräftigsten (»independent factors«) auszuwählen. Diese Auswahl kann nur im Rahmen einer multivariaten Analyse erfolgen. Hierzu stehen eine Reihe von Ansätzen zur Verfügung. Bei der Bewertung dieser Faktoren ist auch eine mögliche Änderung ihres Einflusses im Laufe der Beobachtung zu berücksichtigen. Für diese Untersuchungen sind erst in jüngster Zeit entsprechende Verfahren verfügbar.

Im folgenden werden zunächst die Kriterien zur Bewertung von einzelnen Prognosefaktoren sowie eines Prognosesystems aufgeführt. Anschließend werden verschiedene statistische Methoden erläutert und neuere Erweiterungen diskutiert. Abschließend werden diese Verfahren und Kriterien anhand einer Studie zur Untersuchung von prognostischen Faktoren beim Mammakarzinom vorgestellt.

2. Methodik

2.1 Einteilung der Studien

Die Studien zur Bewertung von Prognosefaktoren werden in drei Phasen eingeteilt [Simon und Altman, 1994]. Die 1. Phase beinhaltet explorative Studien. Hier werden mehrere Faktoren im Hinblick auf deren Assoziation zu einem vorgegebenen klinischen Endpunkt (z.B. Rezidiv oder Tod) hin untersucht.

Die 2. Phase bezieht sich auf konfirmatorische Studien. Hier werden vorgegebene Faktoren in Verbindung mit sog. traditionellen Faktoren zu einem Prognosesystem vereinigt, und es wird überprüft, ob damit die Prognose verbessert werden kann.

Die 3. Phase beinhaltet Studien zur Frage des Therapieerfolgs. Aus der Prognose werden sehr häufig Therapieentscheidungen abgeleitet. Zu prüfen ist, welche Faktoren mit dem Therapieerfolg korrelieren. Diese Faktoren werden häufig als prädiktiv bezeichnet. Dies können z.T. Faktoren sein, die im Prognosesystem nicht berücksichtigt wurden.

2.2 Kriterien zur Bewertung von Prognosefaktoren

Von einer Reihe von Autoren werden folgende Kriterien zur Bewertung möglicher prognostischer Faktoren genannt [Fielding und Henson, 1992 oder Burke und Henson, 1993]:

1) signifikant
2) unabhängig bzw. von zusätzlicher prognostischer Bedeutung
3) klinisch wichtig
4) reliabel und reproduzierbar

Die Faktoren müssen sich in einem multivariaten Ansatz im Vergleich mit anderen Faktoren – vor allem mit den sogenannten »klassischen« Faktoren – als statistisch signifikant erweisen. Diese Anforderung ist im zweiten Punkt zusammengefaßt. Alle Faktoren haben prinzipiell eine prognostische Bedeutung, aber nur wenige Faktoren sind unabhängig in dem Sinne, daß sie ihre prognostische Bedeutung behalten, wenn neue Faktoren beobachtet werden. Von einigen Autoren wird dieser Punkt anders definiert. Von einem Faktor wird gefordert, daß er im Verbund mit anderen Faktoren eine zusätzliche prognostische Bedeutung aufweist.

Bei der Analyse von prognostischen Faktoren ist zu berücksichtigen, daß Einflüsse nicht nur monoton sein können. Der Einfluß eines Faktors kann sich auch im Laufe der Beobachtung verändern (zeitvariierende Effekte). Der Einfluß kann auch nur bei bestimmten Krankheitsstadien gegeben sein. Für die Analyse und Bewertung der Faktoren kann die Modellwahl äußerst entscheidend sein.

Mit allen Faktoren, die die vier genannten Punkte erfüllen, wird dann versucht, ein Prognosesystem zu entwickeln.

2.3 Entwicklung eines Prognosesystems

Ein Prognosesystem muß folgende Bedingungen erfüllen [McGuire, 1990]:

– Genauigkeit (accuracy)
– Anwendbarkeit (usefulness)

Ein System muß in der Lage sein, das festgelegte Zielereignis möglichst genau vorherzusagen. Um ein System in der Praxis einsetzen zu können, muß es handhabbar sein. Damit diese Eigenschaft gegeben ist, wurden eine Reihe von Kriterien festgelegt:

a) leicht anwendbar
b) geeignet für alle Krebsarten (nach Möglichkeit)
c) beste Vorhersage
d) auch anwendbar bei fehlenden oder fehlerhafter Daten
e) stellt keine Voraussetzung an die Daten (Ausprägung und Verteilung)
f) kann neue Faktoren hinsichtlich der zuvor genannten Kriterien überprüfen
g) kann auch Informationen über die Behandlung berücksichtigen
h) kann um neue Faktoren erweitert werden
i) ist automatisch, d.h. unabhängig vom Bediener

An ein Prognosesystem werden also eine Fülle von Anforderungen gestellt. Zu prüfen ist, welche Faktoren und welches statistische Modell diese Forderungen am besten erfüllt.

2.4 Statistische Methoden

2.4.1 Cox-Modell

Bei der Beurteilung von prognostischen Faktoren liegen in der Regel zensierte Daten vor. Dies bedeutet, da die Patienten unterschiedlich lange beobachtet werden, daß bei einigen das Zielereignis (Rezidiv oder Tod) bereits eingetreten ist. Von den übrigen Patienten ist lediglich bekannt, wie lange sie sich unter Beobachtung befinden und daß in dieser Zeit das Zielereignis nicht eingetreten ist. In der weitaus überwiegenden Zahl der Analysen in der Literatur wird das Proportional-hazard-Modell von Cox [1972] verwendet.

Das Modell lautet wie folgt:

$$\lambda(t|x) = \lambda_0(t)\, e^{\sum \beta_i x_i} \qquad (1)$$

wobei mit $\lambda(t|x)$ die sog. Hazardrate bei Vorliegen der Prognosefaktoren x = ($x_1, ..., x_p$) bezeichnet wird. $\lambda_0(t)$ gibt die Hazardrate für die Ausprägung x = 0 wieder, und $\beta_i = (\beta_1, ..., \beta_p)$ sind die unbekannten Modellparameter.

Als prognostischer Index (= PI) oder Score wird meist die Summe im Exponenten bezeichnet:

$$PI = \sum_{i=i}^{p} \beta_i x_i \qquad (2)$$

Die Auswahl der Faktoren x_i, die im multivariaten Ansatz statistisch signifikant sind, sowie die Schätzung der Modellparameter β_i erfolgt anhand der Daten eines sogenannten Trainingssamples. Für die Angabe des prognostischen Index werden häufig die geschätzten Parameter β_i gerundet. Im nächsten Schritt wird der Index in mehreren Gruppen unterteilt, z.B. 2 bis 4 Gruppen. Die Unterteilung erfolgt entweder anhand der Verteilung von PI oder aufgrund externer Kriterien.

Als Beispiel sei der Nottingham Prognoseindex (NPI) genannt [Galea et al., 1992].

NPI = size * 0,2 + stage + grade

wobei mit »size« die Tumorgröße in cm bezeichnet wird, »stage« und »grade« haben jeweils die Ausprägungen von 1–3 und beziehen sich auf die Lymphknoten und die Histologie. Je höher der Wert von NPI, desto schlechter ist die Prognose. Der Index wurde in 3 Klassen eingeteilt und charakterisiert Patientinnen mit guter, mittlerer bzw. schlechter Prognose.

2.4.2 CART-Ansatz

In neuerer Zeit wird alternativ eine andere Methode, das sogenannte CART-Verfahren (CART = Classification and Regression Tree) eingesetzt [Breiman et al., 1984]. Die Idee dieses Ansatzes besteht darin, in jedem Schritt die Patienten in zwei Gruppen einzuteilen und zwar so, daß der Unterschied hinsichtlich des Rezidiv- bzw. Mortalitätsrisikos zwischen beiden Gruppen maximal wird. Anschließend kann jede der beiden Gruppen weiter aufgeteilt werden, bis entweder die Gruppe zu klein ist oder kein Merkmal für eine weitere Aufteilung gefunden wird. Bei diesem Vorgehen wird konsequent die Idee des prognostischen Index weiterentwickelt. Während beim Index PI erst am Ende der Auswertung eine Aufteilung in Gruppen mit unterschiedlichem Risiko erfolgt, wird dieses Prinzip bei der CART-Analyse bereits ab dem ersten Schritt angewandt. Die CART-Methode sucht in jedem Schritt nach einem »optimalen« cut-point, der eine Aufteilung in zwei Gruppen mit größtmöglichem Unterschied hinsichtlich des Zielmerkmals gestattet. In der Literatur sind genügend Artikel zu finden, die sich mit der Validität dieser cut-points befassen. Idealerweise deuten bei einem Faktor Werte unterhalb dieses cut-points auf ein geringes Risiko hin, oberhalb des cut-points ist dagegen ein erhöhtes Risiko zu beobachten. Das Ergebnis der CART-Analyse besteht aus Gruppen von Patienten mit unterschiedlichem Risiko. Die Aufgabe besteht nun darin, die Gruppen zu definieren, die behandelt werden sollen.

Als Beispiel sei die Studie von Jänicke et al. [1993] genannt. Die Patientinnen mit negativem Lymphknotenstatus werden anhand der beiden Faktoren uPA und PAI-1 (jeweils unterteilt in »niedrig« und »erhöht«) in 3 Gruppen unterteilt (Abbildung 1).

Weisen beide Faktoren niedrige Werte auf, wird die Patientin der Niedrigrisikogruppe zugeordnet. Ist nur der Faktor uPA erhöht, liegt ein mittleres Risiko vor. Wenn dagegen der Faktor PAI-1 erhöht ist, liegt ein erhöhtes Risiko vor. In die derzeit laufende klinische Studie zur Beurteilung der Wirkung einer adjuvanten Chemotherapie werden nur Patientinnen mit mittlerem bzw. erhöhtem Risiko eingeschlossen.

Die CART-Methode kann auch nur dazu verwendet werden, quantitative Merkmale in zwei oder mehr Klassen zu unterteilen. In einem Regressionsansatz, wie dem Cox-Modell, muß der Einfluß eines quantitativen Merkmals vorgegeben sein. Bei einem dichotomen Merkmal ist dies nicht erforderlich. In einem Cox-Modell könnten dann z.B. die verschiedenen Merkmale in qualitativer und/oder quantitativer Form analysiert werden.

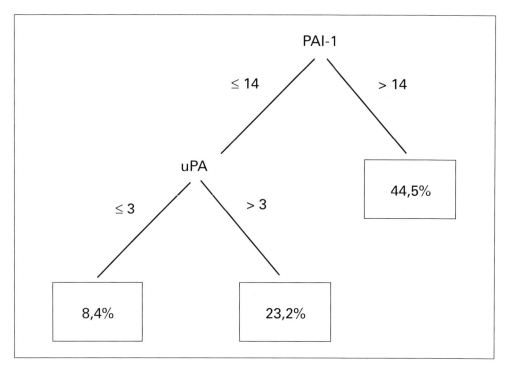

Abbildung 1: Ergebnis der CART-Analyse bei den nodalnegativen Patientinnen. Bei den in den Kästen angegebenen Prozentzahlen handelt es sich um die Rezidivrate nach 5 Jahren für die betreffende Gruppe.

2.4.3 Erweiterung des Cox-Modells

In jüngster Zeit werden in der Literatur verschiedene Erweiterungen des Cox-Modells diskutiert. Eine Klasse von Erweiterungen wird als »additive Modellierung« bezeichnet [Hastie und Tibshirani, 1990]. Hier unterlegt die Analyse des Zusammenhangs zwischen einem Faktor und dem Zielmerkmal keinerlei Beschränkungen. Der Zusammenhang wird mit Hilfe von möglichst glatten Funktionen (z.B. Splines) dargestellt. Anstelle der Modellierung des Einflusses eines Faktors x_i mit einem Parameter β_i im Sinne einer linearen Assoziation wird nun eine beliebige, aber möglichst glatte Funktion $f_i(x_i)$ gesucht.

In Abbildung 2 ist beispielhaft der Einfluß von PAI-1 auf das Rezidivrisiko beim nodalnegativen Mammakarzinom dargestellt. Diese Analyse zeigt, daß die Annahme eines linearen Zusammenhangs von PAI-1, wie im Modell (1) vorausgesetzt, nur unzureichend erfüllt ist. Aus dieser Art der Analyse lassen sich die zuvor beschriebenen Eigenschaften, linearer Einfluß oder Einteilung in zwei oder mehr Gruppen, untersuchen.

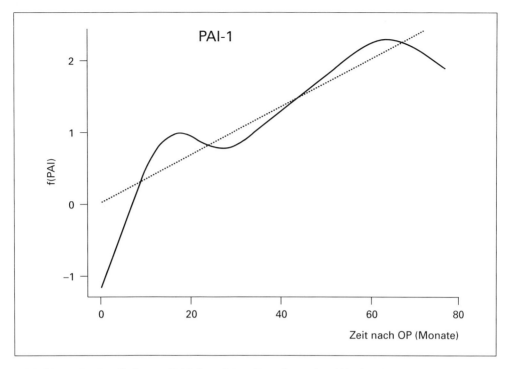

*Abbildung 2: Einfluß von PAI-1 auf das Rezidivrisiko (f(PAI-1)), dargestellt für die nodalnegativen Patientinnen, im Vergleich zum Ergebnis des Cox-Modells (β*PAI).*

Eine zusätzliche Erweiterung stellt die Möglichkeit dar, den Einfluß eines Faktors im Laufe der Beobachtung als veränderlich anzunehmen. Diese Modelle werden als »time-varying coefficient models« bezeichnet [Hastie und Tibshirani, 1993]. Im Vergleich zum Modell (1) wird ein Koeffizient β nicht als konstant, sondern als Funktion der Zeit β(t) betrachtet. Das Modell läßt sich wie folgt darstellen:

$$\lambda(t|x) = \lambda_0(t) \cdot e^{\sum \beta_i(t) \cdot x_i} \tag{4}$$

Mit dieser Erweiterung wird die Einschränkung auf proportionale Hazardraten aufgehoben.

Das Verhältnis der Hazardraten hängt im Modell (4) von der Zeit ab. In Abbildung 3 ist als Beispiel die Veränderung des Einflusses des Hormonrezeptorstatus auf das Rezidivrisiko bei Patientinnen mit nodalnegativem Mammakarzinom dargestellt; das Beispiel zeigt eine sehr deutliche Veränderung dieses Einflusses im Laufe der Beobachtung. Unmittelbar nach der Operation haben die Patientinnen mit einem negativen Rezeptorstatus ein deutlich erhöhtes Rezidivrisiko. Dieses Risiko wird mit zu-

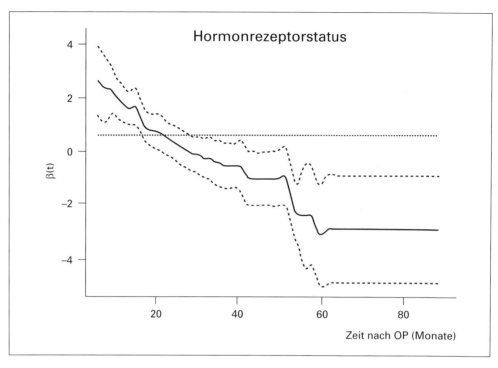

Abbildung 3: Veränderung des Einflusses des Hormonrezeptorstatus auf das Rezidivrisiko im Laufe der Beobachtungsdauer ($\beta(t)$) bei Patientinnen im Stadium N_0 (siehe auch Abbildung 4). Das Cox-Modell mit zeitkonstanten Effekten liefert einen »zeitgemittelten« Effekt nahe bei Null..

nehmender Dauer geringer und ist nach ca. 2 Jahren nicht mehr gegeben. Nach diesem Zeitpunkt dreht sich das Risiko sogar um, und die Patientinnen mit einem positiven Hormonstatus haben jetzt ein erhöhtes Rezidivrisiko.

Wird diese zeitliche Veränderung des Risikos ignoriert, wie im Cox-Modell oder der CART-Methode, so kann die prognostische Bedeutung dieses Faktors nicht erkannt werden. In Abbildung 4 sind im Teil a) die Kaplan-Meier-Kurven für das Kollektiv der Patientinnen mit einem nodalnegativem Mammakarzinom differenziert nach dem Hormonrezeptorstatus eingezeichnet. Aus Teil b) sind die gleichen Kurven für die Untergruppe der Patientinnen ersichtlich, die mindestens 2 Jahre unter Beobachtung waren und bei denen in dieser Zeit kein Rezidiv aufgetreten ist. Aus dem Vergleich beider Teile geht die Änderung des Einflusses deutlich hervor.

Eine andere Möglichkeit der Analyse stellen die sogenannten neuronalen Netze dar. Die interessierten Leser seien auf den Artikel von Ravdin und Clark [1992] verwiesen.

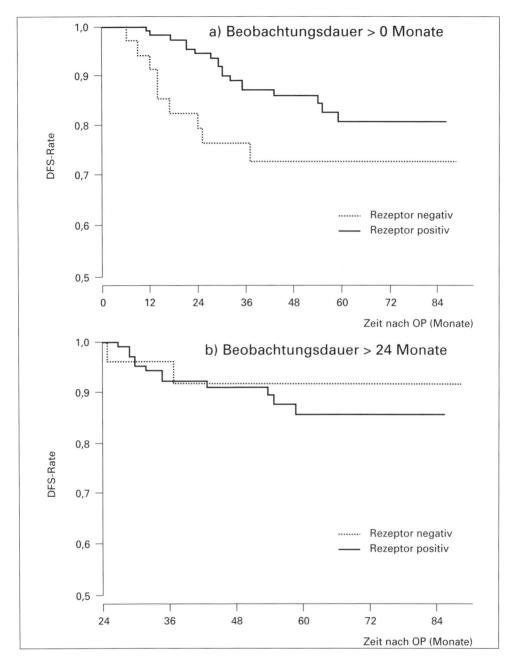

Abbildung 4: Rezidivrisiko bei Patientinnen im Stadium N_0, differenziert nach dem Hormonrezeptorstatus. Im Teil a) sind alle Patientinnen berücksichtigt, im Teil b) der Abbildung nur die, die mindestens 2 Jahre in Beobachtung sind und bei denen in dieser Zeit kein Rezidiv aufgetreten ist. Das Risiko wird vertauscht (s. a. Abbildung 3).

2.4.4 Kombination der Ansätze

Bei der Bewertung der verschiedenen Modelle ist es wichtig, welche Voraussetzungen hinsichtlich des Typs des Faktors, der möglichen Interaktionen und der zeitvariierenden Effekte an die Daten gestellt werden. Daher ist es sinnvoll, all die beschriebenen Erweiterungen – Aufteilung eines quantitativen Merkmals in mindestens zwei Untergruppen, Modellierung des Einflusses eines Merkmals in beliebiger Form sowie die Veränderung des Einflusses im Laufe der Beobachtung – in einem erweiterten Regressionsansatz zu berücksichtigen.

Werden die quantitativen Merkmale mit $x = (x_1, ..., x_p)$ und die qualitativen Merkmale mit $z = (z_1, ..., z_q)$ bezeichnet, so kann das erweiterte Modell wie folgt formuliert werden:

$$\lambda(t|x,z) = \lambda_0(t) \cdot e^{\sum f_i(x_i) + \sum \beta_j(t) z_j + \sum \gamma_j z_j}$$

In diesem Modell werden bei quantitativen Merkmalen x_i möglichst glatte Funktionen $f_i(x_i)$ gesucht. Bei qualitativen Merkmalen z_i wird geprüft, ob der Effekt über die Zeit konstant bleibt (γ_j) oder aber sich verändert ($\beta_j(t)$).

Details der Auswertung finden sich bei Dannegger et al. [1995].

3. Ergebnisse

Eine Möglichkeit, die Kombination statistischer Ansätze sinnvoll zu realisieren, soll hier anhand von 315 Patientinnen einer Mammakarzinomstudie demonstriert werden. Während des Verlaufs der Studie erlitten 102 Patientinnen ein Rezidiv. Die mediane Follow-up-Zeit betrug 52 Monate. Ziel der Studie ist es, für das Rezidivrisiko relevante prognostische Faktoren zu identifizieren und zu bewerten. Als potentielle Faktoren standen Alter, Tumorgröße, Lymphknotenstatus, Menopausenstatus, Konzentrationen von Urokinase-Plasminogen-Activator (uPA) und dessen Inhibitor (PAI-1) sowie drei Parameter zur Erfassung des Hormonrezeptorstatus zur Verfügung.

Für die Daten wurde zunächst ein Baum mit dem CART-Ansatz (2.4.2, Abbildung 5) gerechnet und danach ein flexibles Regressionsmodell (2.4.4, Abbildung 6) konstruiert.

Beide Ansätze erkennen den Lymphknotenstatus und die Zahl der betroffenen Lymphknoten als wichtigste prognostische Faktoren. Dies drückt sich im CART-Modell an der ersten Teilung der Studienpopulation aus. Auch im Regressionsmodell wird dem Lymphknotenstatus die größte Bedeutung beigemessen, wobei sich hier die Relevanz dieses Parameters im Laufe der Zeit ändert. Während nodalnegative Patientinnen während der ersten zwei Jahre nach der OP ein deutlich geringeres Rezidivrisiko haben als solche mit wenigen (<7) befallenen Lymphknoten, ist dieser Unterschied in der Folgezeit mehr oder weniger zu vernachlässigen. Patientinnen mit 7 und mehr positiven Lymphknoten haben ein deutlich höheres Rezidivrisiko, das jedoch im Laufe der Beobachtung geringer wird und nach 2 Jahren praktisch konstant bleibt.

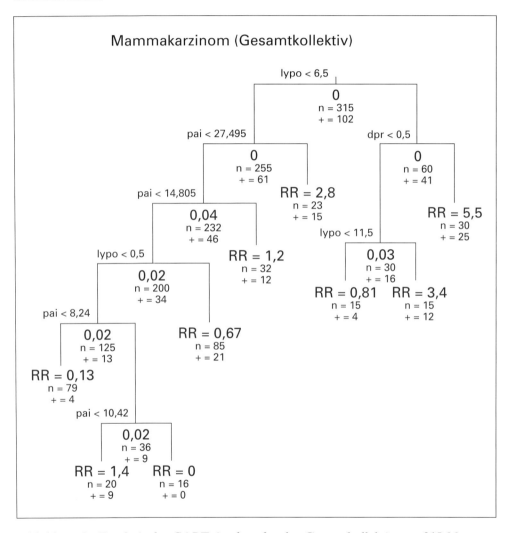

Abbildung 5: Ergebnis der CART-Analyse für das Gesamtkollektiv von 315 Mammakarzinompatientinnen. Die Zahlen unter den Endknoten geben das geschätzte relative Risiko der Untergruppe in bezug auf die Gesamtpopulationen, die Fallzahl und die Zahl der Rezidive an.

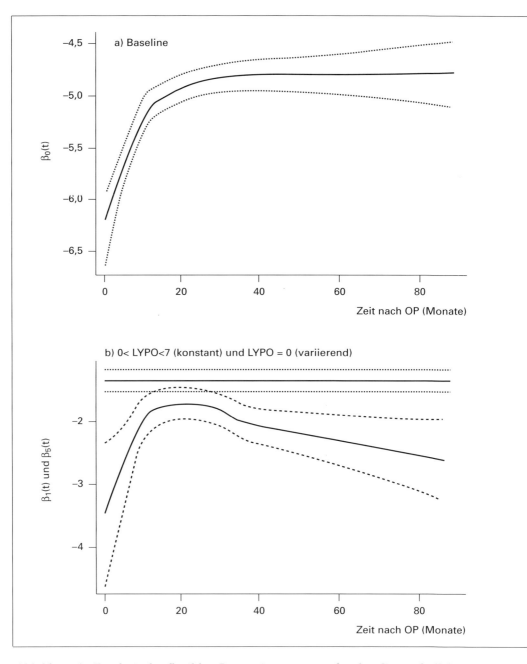

Abbildung 6: Ergebnis des flexiblen Regressionsansatzes für das Gesamtkollektiv von 315 Mammakarzinompatientinnen. Die Abbildung zeigt den Baselinehazard (entspricht in etwa der Risikoerwartung für Patientinnen mit mehr als 7 befallenen Lymphknoten) und den Einfluß der weiteren Faktoren. Der zeitkonstante und lineare Effekt des Alters ist nicht dargestellt.

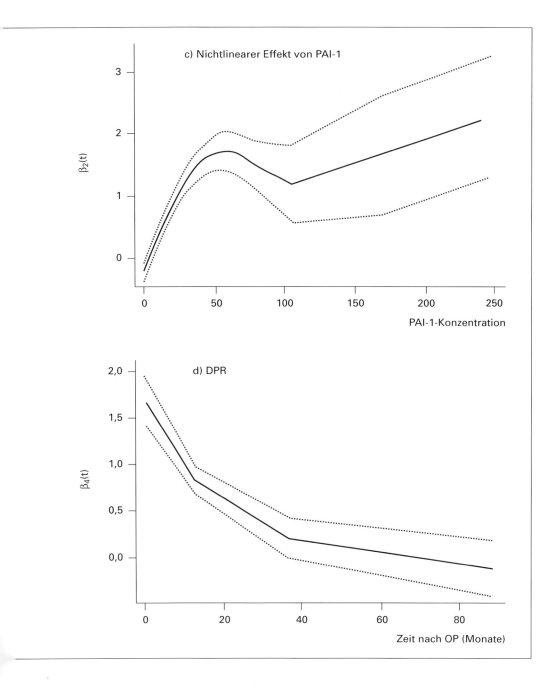

Als zweitwichtigster Parameter wird PAI-1 ausgewählt. Bei diesem Parameter zeigen sich bereits die Probleme. PAI-1 erfüllt die Kriterien, die an einen Prognosefaktor gestellt werden. Dieser Faktor kann jedoch äußerst schwierig in ein Prognosesystem integriert werden. Zum einen scheint dieser Faktor nicht bei allen Patienten gleichermaßen von prognostischer Bedeutung zu sein. Dieser Umstand wird nur vom CART-Modell erkannt: Bei Patienten mit mehr als 7 befallenen Lymphknoten spielt PAI-1 in der weiteren Beurteilung des Rezidivrisikos im Gegensatz zu Patienten mit weniger als 7 befallenen Lymphknoten keine entscheidende Rolle. Eine Unterteilung dieses Faktors im Gesamtkollektiv anhand statistischer Kriterien ist also nur schwer möglich. In der Untergruppe der nodalnegativen Patientinnen sieht dies besser aus. Darüber hinaus steigt das Rezidivrisiko mit zunehmenden PAI-1-Werten stetig an, ein Umstand, der wiederum nur durch ein flexibles Regressionsmodell deutlich erkannt wird. Dies bedeutet, daß die komplexe Tumorbiologie nicht in ein einfaches Modell übertragen werden kann.

Neben dem Alter, welches als linearer und zeitkonstanter Effekt auftritt (je älter die Patientin, desto geringer das Rezidivrisiko), wird im Regressionsmodell der Progesteronrezeptorstatus noch als zeitvariierender Prognosefaktor in das Modell aufgenommen. Deutlich ist zu erkennen, daß Patientinnen mit negativem Rezeptorstatus eine zunächst erheblich schlechtere Prognose haben – ein Effekt, der sich im Laufe der Zeit jedoch kontinuierlich abschwächt.

Zusammenfassend kann festgehalten werden, daß ein einfaches Prognosesystem den großen Vorteil der leichten Anwendbarkeit hätte, daß es aber gleichzeitig komplexere Zusammenhänge nur unzureichend identifizieren und beschreiben kann. Ein möglicher Kompromiß könnte darin liegen, Prognosesysteme für verschiedene Untergruppen zu entwickeln, z.B. differenziert nach dem Lymphknotenstatus. Anschließend kann im Sinne einer Vereinfachung untersucht werden, ob sich die Prognosesysteme von einigen Untergruppen zusammenfassen lassen. Die Aufteilung in Untergruppen hat den großen Vorteil, die Interaktionen zwischen den einzelnen Faktoren besser zu berücksichtigen. Der Nachteil ist jedoch die Aufteilung der Patienten und damit verbunden das Problem der kleinen Fallzahlen. Zur befriedigenden Lösung dieser Frage sind von seiten der Statistik weitere Verbesserungen der Methoden notwendig.

4. Diskussion

Die Identifizierung von prognostischen Faktoren sowie damit verbunden die Unterteilung der Patienten in Gruppen mit unterschiedlichen Risiken stellt eine Herausforderung sowohl an die Medizin als auch an die Statistik dar. Die Frage der geeigneten Therapie wird wesentlich von diesem Ergebnis bestimmt.

Gegenwärtig werden für eine Reihe von Tumoren, speziell für das Mammakarzinom, eine Fülle neuer Parameter untersucht. Für die Anwendung in der Praxis soll ein möglichst einfaches System zur Prognose erarbeitet worden. Diese Aufgabe stellt erhöhte Anforderungen an die Statistik, die komplexe Tumorbiologie in ein relativ einfaches Prognosesystem zu übertragen. Da vermutlich ein Parameter für eine adäquate Differenzierung nicht ausreicht, müssen verschiedene Parameter im Rahmen eines multivariaten Ansatzes miteinander verglichen und bewertet werden. In diesem Ansatz sind die Interaktionen zwischen den verschiedenen Parametern von großem Interesse. Einige Parameter können nur bei bestimmten Konstellationen von Bedeutung sein. So zeigt sich z.B., daß PAI-1 nur bei Patientinnen bis zu 6 positiven Lymphknoten eine prognostische Bedeutung hat. Bei quantitativen Merkmalen ist die Form des Zusammenhangs, linear oder nichtlinear, von ausschlaggebender Bedeutung. Bei ungünstiger Wahl kann der mögliche Einfluß eines Merkmals übersehen werden.

Die hier vorgestellten statistischen Methoden stellen im Vergleich zu den bisher verwendeten Ansätzen (z.B. Cox-Modell) eine deutliche Verbesserung dar. Eine Reihe von Fragen sind jedoch noch offen und müssen weiter bearbeitet werden.

Literatur

1. *Breiman L., Friedman J., Olshen R., Stone C.:*
   Classification and Regression Trees.
   Chapman and Hall, New York (1984)
2. *Burke H. B., Henson D. E.:*
   Criteria for Prognostic Factors and for an Enhanced Prognostic System.
   Cancer *72*, 3131–3135 (1993)
3. *Cox D. R.:*
   Regression Models and Life Tables.
   J.R. Statist. Soc. B *34*, 187–220 (1972)
4. *Dannegger F., Klinger A., Ulm K.:*
   Identification of Prognostic Factors with Censored Data.
   In: Statistische Analyse diskreter Strukturen, Discussion Paper 11
   Hrsg.: Sonderforschungsbereich 386 der LMU München (1995)
5. *Fielding L. P., Henson D. E.:*
   Multiple Prognostic Factors and Outcome Analysis in Patients with Cancer.
   Cancer *71*, 2426–2429 (1993)
6. *Galea M. H., Blamey R. W., Elston C. E., Ellis I. O.:*
   The Nottingham Prognostic Index in primary breast cancer.
   Breast Cancer Research and Treatment *22*, 207–219 (1992)
7. *Harrell F. E., Lee K. L., Mark D. B.:*
   Multivariable Prognostic Models: Issues in Developing Models, Evaluating Assumptions
   and Adequacy and Measuring and Reducing Errors.
   Statistics in Medicine *15*, 361–387 (1996)

8. *Hastie T., Tibshirani R.:*
   Generalized additive models.
   Chapman and Hall, London (1990)
9. *Hastie T., Tibshirani R.:*
   Varying-coefficient Models.
   J.R. Statist. Soc. B *55*, 757–796 (1993)
10. *Jänicke F., Schmitt M., Pache L. et al.:*
    Urokinase (uPA) and its inhibitor PAI-1 are strong and independent prognostic factors in node-negative breast cancer.
    Breast Cancer Research and Treatment *24*, 195–208 (1993)
11. *McGuire W. L., Tandon A. K., Allred D. C. et al.:*
    How to Use Prognostic Factors in Axillary Node-Negative Breast Cancer Patients.
    J. Nat. Cancer Inst. *82*, 1006–1015 (1990)
12. *McGuire W. L.:*
    Breast Cancer Prognostic Factors: Evaluation Guidelines.
    J. Nat. Cancer Inst. *83*, 154–155 (1991)
13. *Ravadin P., Clark G.:*
    A Practical Application of Neural Network Analysis for Predicting Outcome of Individual Breast Cancer Patients.
    Breast Cancer Research and Treatment *22*, 285 (1992)
14. *Simon R., Altman D. G.:*
    Statistical aspects of prognostic factor studies in oncology.
    Br. J. Cancer *69*, 979–985 (1994)

Prognostic and Predictive Factors in Breast Cancer

K. Possinger[1], M. Wischnewsky[2], I. Schönborn[3], W. Lichtenegger[3]

The individual prognosis of a patient with breast cancer depends on the complex interaction of tumour related factors like duration of tumour growth, proliferation rate, invasiveness and metastatic potential. The multiplicity of interactions of these factors [1] correlates with the steadily increasing number of prognostic factors (Table 1).

Tumour size	Oncogenes
Lymph node status	HER2/neu
Histologic subtype and/or grade	p53
Receptor status:	Miscellaneous
estrogen or progesterone level	Cathepsin D
DNA synthetic activity	Heat shock protein (hsp 27)
Thymidine labeling	pS2
Flow cytometry	Haptoglobin-related protein
Thimidine kinase	Colony formation in vitro
Ki-67	Urokinase-plasminogen activator
Ploidy or DNA index	nm23
Growth factor receptor	Tissue ferritin concentration
or growth regulators	Laminin receptor express
EGF-R	Cyclic AMP binding protein
IGF-R	NCRC 11
SS-R somatostatin receptor	
Growth factor levels	
TGF-α	

Table 1: List of Prognostic Factors (Henderson [1]).

For the clinical situation, tumour size, axillary lymph node involvement, grading and hormonal receptor status seem to be the most important factors. Studies of Carter [2]

---

[1] Med. Klinik II, Charité, Humboldt Universität Berlin
[2] Abteilung für Künstliche Intelligenz, Universität Bremen
[3] Gynäkologische Klinik, Charité und Virchow Klinikum, Berlin

and Nemoto [3] showed that there is a close correlation between primary tumour size and lymph node involvement (Table 2).

Tumour Size (cms)	Number of Patients	Negative nodes	Relative Survival
< 0.5	339	99.2%	96.2%
0.5–0.9	996	98.3%	94.8%
1.0–1.9	6984	90.6%	85.8%
2.0–2.9	7282	92.3%	84.3%
3.0–3.9	4329	86.2%	77.0%
4.0–4.9	2112	84.6%	70.3%
> 5.0	2698	82.2%	62.7%

Table 2: Tumour Size, Lymph Node Infiltration and 5 Year Survival Rate (Carter [2]).

Problems may already occur with the reliability of the grading (Table 3). The interobserver variability [4] among a group of pathologists participating regularly in cancer studies, signalices that discordance may be even greater in nonspecialist pathologists.

Histol. Grade Assigned by 1st Pathologist	Probable Grade Assigned by 2nd Pathologist (% observed)		
	Well	Moderately	Poorly
Well	31	53	16
Moderately	10	58	32
Poorly	4	38	58

Table 3: Interobserver Variability in Grading of Tumour Specimen (Gilchrist [4]).

Estrogen receptor status is a veritable prognostic factor for short term disease free survival as well as predictiv factor for the efficacy of hormonal treatment. For long term survival [5] estrogen receptor status loses its prognostic value (Table 4).

In patients with stage I breast cancer the lack of ER seems to be the most important factor for predicting early recurrence and poor survival.

In stage II breast cancer, PR content appears to be better than ER content in predicting disease-free survival and PR content is as important as ER content in predicting overall survival. The benefits of adjuvant endocrine therapy are better predicted by the presence or absence of PR than by the presence or absence of ER [6].

Years post-Diagnosis	Disease-free Survival Difference: ER+ vs ER– (%)	Overall Survival Difference: ER+ vs ER– (%)	Author	Year
3	64		Cooke	1980
4	17		Valagussa	1984
4.3	11	11	Crowe	1982
5	9	9	McGuire	1989
6	10	4	Sears	1982
7	–6		Fisher	1988
7.5	–4	–4	Williams	1987

Table 4: *Estrogen Receptor Status and Survival Time in Node Negative Patients (Fisher [5]).*

Nevertheless, the ER status serves also as predictive factor for the influence of a hormonal treatment on prognosis and also, respectively, on survival (Tables 5, 6).

Receptor status ER	PR	Treatment	% Disease-free Survival	p-value	% Overall Survival	p-value
–	–	PF	29	0.4	44	0.9
		PFT	39		46	
+	+	PF	45	0.002	76	0.9
		PFT	56		74	

Table 5: *Five-year Life Table according to ER and PR Status for Patients with Stage II Primary Breast Cancer ≥ 50 years [NSABP B-09].*

No. of Positive Axillary Nodes		% Relapse-free Survival	
		Control	Tamoxifen
1–3	PR pos.	60	82
	PR neg.	61	65
> 4	PR pos.	42	63
	PR neg.	41	19

Table 6: *Relapse-free Survival according to Involvement of Axillary Lymph Nodes and PR Status in 260 Postmenopausal Patients with Stage II Primary Breast Cancer treated with adjuvant Tamoxifen (McGuire [6])*

Unlike hormonal receptor status for endocrine therapy, there is no similar predictive factor available for chemotherapy. Since most of the cytotoxic agents require cell division to express their lethal effects, it might be assumed that rapid tumour growth or high proliferative activity would be associated with a better response to chemotherapy. Thus far, this assumption ist not true: estrogen receptor negative (ER) tumours grow faster than ER positive ones and have a higher thymidine labeling index (TLI), however, the response rate is the same for ER positive and negative tumours [7]. In the metastatic situation, tumours with low TLI or S-phase fraction (SPF) [8] may show an even better response to chemotherapy than tumours with high proliferative activity. And patients with high TLI who respond to chemotherapy have a shorter time to progression than patients with low TLI [9]. Because proliferative activity and metastatic potential are correlated, factors measuring proliferative activity like TLI, SPF, Ki67, PCNA and cyclic activity reflect the prognostic situation. However, the benefit of measuring these factors is impaired by the fact that different limit values have to be used depending on histological [10] tumour type (Table 7), age (Figure 1) and ploidy status (Figure 2).

The prognostic power of DNA ploidy stems largely from the association of DNA ploidy with high rates of proliferation.

Measuring Glycoprotein cathepsin D does not currently allow a reliable prognostic assessment. While earlier studies [11] suggested that elevated values are accompanied by a poor prognosis, a more recent study using immunocytochemical detection methods proved the opposite [12]. Epidermal growth factor receptor [13, 14] is inversely correlated with estrogen receptor content. The expression of epidermal growth factor receptors is associated with a lack of response to endocrine therapy in recurrent breast cancer [15].

Type	Number	TLI		
		Mean	Median	Standard Deviation
Adenocystic	3	1.7	0.6	1.9
Linear large cell	4	9.9	11.2	6.3
Lobular	54	2.3	1.7	2.2
Medullary	24	16.6	16.2	5.6
Medullary atypical	21	16.9	14.7	7.3
Metaplastic	2	10.1	10.1	2.1
Mucinous	20	2.0	1.5	1.4
Papillary	5	1.4	0.8	1.0
Tubular	10	1.3	1.0	1.0
Not otherwise specified	581	7.1	5.5	5.9

Table 7: Thymidine Labeling Index (TLI) and Tumour Histology [10].

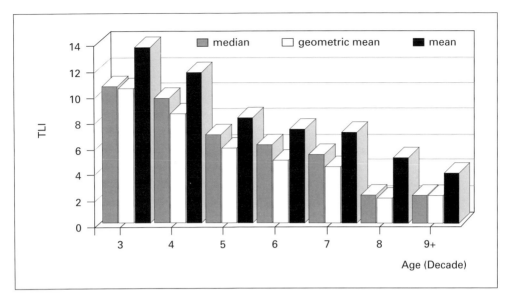

Figure 1: Corellation between Thymidine Labeling Index (TLI) and Age [10].

The HER-2/neu oncogene is a crucial prognostic factor for disease-free and overall survival, especially in node positive patients [16]. It seems that patients in a node negative situation and with small tumours have a higher recurrence rate if they express HER-2/neu [17].

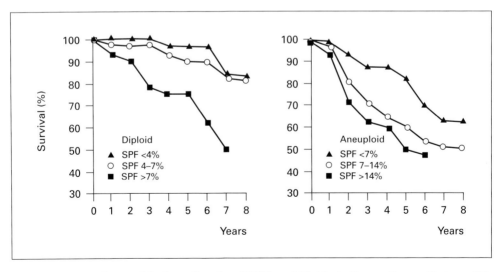

Figure 2: Dependence of S-phase Fraction (SPF) and Ploidy in Breast Cancer Patients [8].

More recent factors like measurement of the heat shock protein bsp27, the protein pS2 and the demonstration of tumour cells in bone marrow have so far only been tested on relatively small patient numbers.

Urokinase plasminogen activator [18] and plasminogen activator inhibitor seem to be very promising prognostic factors, but a definite statement as to their value is not yet possible.

So the classical parameters tumour size, lymph node and receptor status are still the most important ones in a clinical situation [19]. But these factors cannot predict relapse in the individual situation (Table 8).

Prognostic factor	Relapse-free Survival p-value	Overall Survival p-value
Lymph nodes	< 0.0001	< 0.0001
Size	< 0.0001	0.0001
Progesterone receptor	0.0001	0.0001
Endocrine therapy	0.0004	0.0017
Chemotherapy	0.0731	0.0191
Estrogen receptor	0.1376	0.0017
Age	0.899	0.0622

Table 8: Clinically relevant Prognostic Factors (McGuire [6]).

Individual Prognostic Situation

Obviously, the patient wishes to know her individual prognosis as precisely as possible, and in this situation the oncologist is tempted to order tests for a series of prognostic factors, hoping to get more detailed information.

As adjuvant therapy has become generally used, there seems to be a decreased need for prognostic factors. To optimize the treatment results in subgroups of patients with primary breast cancer prognostic factors have to enable us

1. to identify those patients whose prognosis is so good that adjuvant treatment is not needed,
2. to identify patients whose prognosis can be improved by intensifying the treatment and
3. to identify patients likely to be responsive to particular types of therapy.

At the Consensus Conference in St. Gallen 1995 [19], prognostic faktors like size of the primary tumour, axillary lymph node status, grade and hormonal receptor status were used to define groups of patients with different risks and, accordingly, different treatment strategies for primary breast cancer were recommended.

Node negative patients with a tumour size <1 cm, grade 1 and estrogen receptor status positive were classified as a low risk group needing no systemic treatment. »Good risk« was assumed in patients with tumours between 1 and 2 cm, grade 1 or 2 and positive hormonal receptor status. In these patients antiestrogen therapy was recommended.

In patients with negative hormonal receptor status chemotherapy was recommended (Table 9).

	Low Risk (< 1 cm, G1, ER+)	Good Risk (1–2 cm, G1/2, ER+)	High Risk (> 2 cm, G3) ER negative	High Risk (> 2 cm, G3) ER positive
Premeno-pausal	No Treatment (Tamoxifen)*	Tamoxifen	Chemotherapy	Chemoth. ± Tam. (GnRH-Anal.)*
Postmeno-pausal	No Treatment (Tamoxifen)*	Tamoxifen	Chemotherapy ± Tamoxifen	Tamoxifen ± Chemotherapy
Senium	No Treatment (Tamoxifen)*	Tamoxifen	Tamoxifen (CHT only if full dose is possible)	Tamoxifen

*only in studies, Chemotherapy: 6x CMF or 4x AC

Table 9: Strategy in Node Negative Patients with Breast Cancer (CC St. Gallen, 1995).

Prediction of Individual Prognosis

For the first time we tested a mathematical algorithm wich allows to predict the overall survival for individual patients on a set of prognostic factors including age, histology, grade, tumour size, node status, ER, PR, her2/neu, PCNA, and p53.

The methods we used are derived from Artifical Intelligence, in particular, machine learning techniques (ML) for automatically generating classification trees resp. classification rules and neural networks for computing optimal sets of parameters.

Machine learning is generally taken to encompass automatic procedures based on logical or binary operations, that learn a task from a series of examples – from a series of courses of the diseases.

We reanalyzed the data of a study performed by Schönborn and Lichtenegger [20]. 471 patients with a median age of 43,7 years were enrolled in this study. Median follow-up was 62,6 months. Patient characteristics and analysed prognostic factors are listed in Table 10.

Using conventional multivariate regression analyses in node negative patients, tumour size and grading were the most important factors. In patients with lymph node positive tumours, size and her2/neu-overexpression were of strong prognostic value.

Taking just the established prognostic factors, tumour size, grade, ER and PR, we obtained the following classification tree with a confidence of 82% (Figure 3).

In these patients grading was the most important factor. Grade 1 went parallel with a low risk of dying within the first 60 months. Patients with grade 2 tumours were at low risk if the progesterone receptor status (PR) was positive. In patients with grade 3 tumours risk depended on tumour size and PR-status. Using more prognostic parameters the decision tree changes for patients with a grading of 3 (Figure 4).

If we look to a subgroup of patients with a high risk of dying within 40 months, risk depends on her2/neu expression, influenced by p53, grading and PCNA (Figure 5).

The increasing gain of information by combination with other parameters is automatically generated by the computing system and shown in the following situation (Figure 6).

The high risk situation increases from 60 to 76% if, in addition to the overexpression of her2/neu, a grade 3 tumour is present.

In node positive breast cancer patients (Figure 7) tumour size was the most important individual prognostic factor.

For each tumour size a different set of parameters characterizes the risk of patients.

The second most important risk factor was PR. Histology played a role only in combination with other parameters. So, for instance, in T2 tumours with PR 20–50% and no overexpression of her2/neu, lobular invasive tumours were more favourable than ductal invasive tumours.

	Value	Number of patients	%
Histology	invasive ductal	327	69.4
	invasive lobular	67	14.2
	others	77	16.3
Grade	1	133	28.2
	2	187	39.7
	3	151	32.1
T1	T1	135	28.7
	T2	273	58.0
	T3	41	8.7
	T4	22	4.7
N1	negative	216	45.9
	positive	255	54.1
ER	0–19%	132	28.0
	20–50%	251	53.3
	> 50%	88	18.7
PR	0–19%	147	31.2
	20–50%	271	57.5
	> 50%	53	11.3
PCNA	0–19%	124	26.3
	20–50%	284	60.3
	> 50%	63	13.4
her2/neu	no overexpression	364	77.3
	overexpression	99	21.0
	unknown	8	1.7
EGF-R	negative	248	52.7
	positive	209	44.4
	unknown	14	3.0
p53	0	236	50.1
	1– 4	133	28.2
	5–10	82	17.4
	> 10	20	4.3

Table 10: Patient Characteristics of 471 Patients with Primary Breast Cancer (Schönborn [20]).

Machine learning techniques allow to describe the prognosis of an individual patient with an extremely high accuracy. The proposed decision tree classifies the underlying patient data with an accuracy of 90%.

This type of data derived classification serves two purposes:

1) to predict the individual risk of relapse and death corresponding to measurement vectors (age, T, N, grade, ER, PR, erb2/neu, p53 etc.) as accurately as possible, and
2) to understand the structural relationship between the individual risk and the measured variables.

```
grade = 1: low risk
grade = 2:
    PR =  0–19%: high risk
    PR = 20–50%: low risk
    PR =  > 50%: low risk
grade = 3:
    tumour size = 1 or 2:
        PR =  0–19%: high risk
        PR = 20–50%: low risk
        PR =  > 50%: low risk
    tumour size = 3 or 4: high risk
```

Figure 3: Decision Tree for Node Negative Patients using Tumour Size, Receptor Status and Grading as Prognostic Factors.

```
grade = 3:
    p53 ≤ 1:
        EGF-R = negative: low risk
        EGF-R = positive:
            tumour size = 1 or 2:
                ER = 1: high risk 60
                ER = 2: low risk 60
                ER = 3: low risk 60
            tumour size = 3: high risk 60
            tumour size = 4: high risk 60
            tumour size 2:
    p53 > 1:
        her2/neu = no overexpression: low risk 60
        her2/neu = overexpression:
            ER = 20–50%: low risk 60
            ER =  > 50%: low risk 60
            ER =  0–19%:
                PR =  0–19%: low risk 60
                PR = 20–50%: high risk 60
                PR =  > 50%: high risk 60
```

Figure 4: Decision Tree for Node Negative Patients with a Tumor Grade of 3 including further Variables (Epithelial Growth Factor Receptor, p53, her2/neu).

```
her2/neu = no overexpression:
    p53 > 4:   high risk 40
    p53 ≤ 4:   low risk 40
her2/neu = no overexpression:
    grade = 1: low risk 40
    grade = 2 or 3:
        PCNA < 20%: low rish 40
        PCNA ≥ 20%: high rish 40
```

Figure 5: Decision Tree for Node Negative Patients with a very High Risk to die within 40 Months after Diagnosis of Breast Cancer.

```
her2/neu = overexpression → high risk (61%)
her2/neu = overexpression and grading = 2 → high risk (70,7%)
her2/neu = overexpression and grading = 3 → high risk (76,2%)
```

Figure 6: Increase of Risk using further Prognostic Parameters.

```
tumour size = 1:
  | PR = 20–50%: low risk 40
  | PR =  0–19%:
  |   | grade = 1: low risk 40
  |   | grade = 2: low risk 40
  |   | grade = 3:
  |   |   | EGF-R = negative: moderate risk 40
  |   |   | EGF-R = positive:
  |   |   |   | PCNA = 0–19%: low risk 40
  |   |   |   | PCNA = >20%: high risk 40
  | PR > 50%:
  |   | p53 ≤ 2: low risk 40
  |   | p53 > 2: moderate risk 40
tumour size = 2:
  | PR = 0–19%:
  |   | p53 > 4: moderate risk
  |   | p53 ≤ 4:
  |       ER < 19%:
  |         | p53 > 0: low risk 40
  |         | p53 ≤ 0:
  |         |   | grade = 1: low risk 40
  |         |   | grade = 2 or 3: moderate risk 40
  |       ER ≥ 20%: moderate risk
```

Figure 7: Decision Tree for Node Positive Patients using Tumour Size, Receptor Status, Grading, EGF-R, p53, her2/neu and PCNA as Prognostic Factors (T1- and T2-Tumours).

References

1. *Henderson I.C.:*
   Prognostic Factors. In: Breast Diseases (eds: J.R. Harris, S. Hellmann, I.C. Henderson, D.W. Kinne). J.B. Lippincott Company, 2nd edition, pp 332–346 (1991)
2. *Carter C.L., Allen C., Henson D.E.:*
   Relation of tumour size, lymph node status, and survival in 24730 breast cancer cases.
   Cancer *63:* 181–187 (1989)
3. *Nemoto T., Vana J., Bedwani R.N., et al:*
   Management and survival of female breast cancer: Results of a national survey by the American College of Surgeons.
   Cancer *45:* 2917–2924 (1980)
4. *Gilchrist K.W., Kalish T.H.C., Gould V.E., et al:*
   Interobserver reproducibility of histophatological features in stage II breast cancer: An ECOG study.
   Breast Cancer Res.Treat. *5:*3–10 (1985)
5. *Fisher B., Redmond C., Fisher E., et al:*
   Relative worth of estrogen or progesterone receptor and pathologic characteristics of differentiation as indicators of prognosis in node negative breast cancer patients: Findings from National Surgical Breast and Bowel Protocol B-06.
   J. Clin. Oncol. *6:*1076–1087 (1988)
6. *McGuire W.L., Clark G.M., Dressler L.G., Owens M.A.:*
   Role of steroid hormone receptors as prognostic factors in primary breast cancer.
   NCI Monogr. *1:*19–23 (1986)
7. *Mansour E.G., Gray R., Shatila A.H., et al:*
   Efficacy of adjuvant chemotherapy in high-risk node-negative breast cancer.
   N. Engl. J. Med. *320:*458–490 (1989)
8. *Kallinoniemi O.P., Blanco G., Alavaikko M., et al:*
   Improving the prognostic value of DNA flow cytometry in breast cancer by combining DNA index and S-phase fraction.
   Cancer *62:*2183–2190 (1988)
9. *Silvestrini R., Daidone M.G., Valagussa P., et al:*
   Cell kinetics as a prognostic marker in locally advanced breast cancer.
   Cancer Treat. Rep. *71:*375–379 (1987)
10. *Meyer J.S.:*
    Cell kinetics of breast and breast tumours. In: Cancer of the Breast (eds: W.L. Donegan and J.S. Spratt). W.B. Saunders Company, PA, pp 279–308 (1995)
11. *Thorpe S.M., Rochefort H., Garcia M., et al:*
    Association between high concentrations of Mr 5200 cathepsin D and poor prognosis in primary human breast cancer.
    Cancer Res. *49:*6008–6014 (1989)
12. *Henry J.A., McCarthy A.L., Angus B., et al:*
    Prognostic significance of the estrogen-regulated protein, cathepsin D, in breast cancer: An immunohistochemical study.
    Cancer *65:*265–271 (1990)
13. *Sainsbury J.R.C., Sheber G.V., Farndon J.R., Harris A.L.:*
    Epidermal-growth-factor receptors in human breast cancer.
    Lancet: *1:*182–184 (1989)

14. *Delarue J.C., Friedman S., Mouriesse H., et al:*
    Epidermal growth factor receptor in human breast cancer: Correlation with estrogen and progesterone receptors.
    Breast Cancer Res. Treat. *11:*173–178 (1988)
15. *Nicholson S., Halcrow P., Farndon J.R., et al:*
    Expression of epidermal growth factor receptors associated with lack of response to endocrine therapy in recurrent breast cancer.
    Lancet *1:*182–184 (1989)
16. *Slamon D.J., Godolphin W., Jones L.A.:*
    Studies of the HER-2/neu protooncogene in human breast and ovarian cancer.
    Science *244:*707–712 (1989)
17. *Allred D., Clark G., Tandon A., et al:*
    Her-2/neu expression identified a group of node-negative breast cancer patients at high risk for recurrence.
    PROC. Am. Soc. Clin. Oncol. *9:*23 (1990)
18. *Jänicke F., Schmitt M., Graeff H.:*
    The urokinase-type plasminogen activator (U-PA) is related to early relapse in breast cancer.
    Br. J. Cancer *s62:*5 (1990)
19. *Kaufmann M.:*
    Konsensus 1995 – Ergebnisse, Fragen, Perspektiven. Beilage für Onkologen, p.12 (1995)
20. *Schönborn I., Zschiesche W., Minguillon C., Spitzer E., Möhner M., Ebeling K., Grosse R.:*
    Prognostic value of proliferating cell nuclear antigen and c-erbB-2 compared with conventional histopathological factors in breast cancer.
    J. Cancer Res. Clin. Oncol. *121:*115–122 (1995)

Prognostic Factors and Implication for Therapy: Prognostic and Predictive Value

J.A. Foekens, M.P. Look, M. Meijer-van Gelder, J.G.M. Klijn

Introduction

Breast cancer ist the most common form of malignancy among women today, and the incidence is increasing. Due to mammography screening programs and public awareness, nowadays breast cancer is diagnosed at an earlier stage and about two-third of the patients present with node-negative disease [McGuire and Clark, 1992]. The majority of node-negative patients were not treated with adjuvant systemic therapy before the clinical alert was issued in 1988 [National Cancer Institute, 1988], which suggested that clinicians consider adjuvant systemic therapy for patients with node-negative breast cancer. Despite the fact that it is now recognized that adjuvant treatment will cure an additional 4–5% of the node-negative patients [Early Breast Cancer Trialists' Collaborative Group, 1992; Fisher et al., 1989a+b; Ludwig Breast Cancer Study Group, 1989; Mansour et al., 1989], application of adjuvant systemic therapy to all node-negative patients is a matter of debate [Consensus Development Panel, 1992; Davidson and Abeloff, 1992; De Vita, 1989; Gasparini et al., 1993; Henderson, 1992; McGuire, 1988/1998; McGuire and Clark, 1992; McGuire et al., 1992a; O'Reilly & Richards, 1990; Rosner and Lane, 1992].

However, as argued by McGuire and associates [McGuire et al., 1992a], »both sides probably would agree that if we had good methods to distinguish those node-negative patients who are ›cured‹ from those who are destined to have a recurrence of their cancer, only the latter should be treated.« Arguments favoring not to treat all node-negative patients are the toxicity associated with chemotherapy, the treatment burden of the patient, and the costs of treatment. Therefore, cost-effectiveness analyses have attracted much attention in recent years [Desch et al., 1993; Hillner and Smith, 1991; O'Reilly and Richards, 1990; Smith and Hillner, 1993]. In attempts to identify the approximately 30–40% of node-negative patients who in fact will experience a relapse and for whom a form of adjuvant therapy is indicated, many cell biological parameters have been studied for their (possible) prognostic significance [reviewed by Foekens et al., 1996a].

However, due to the large variety of potentially important prognostic factors and to the many discrepancies described in the literature, the choice for some kind of therapy based on cell biological characteristics of the tumor remains difficult and confusing for the clinician. A significant number of publications has critically addressed the validity of prognostic factor analyses, and guidelines to be followed in study of prognostic factors have been suggested [Altman et al., 1994; Clark, 1992; Clark et al., 1994; De Laurentiis and Ravdin, 1994; Elledge et al., 1992; Hilsenbeck et al., 1992; McGuire, 1991; McGuire et al., 1992b; Miller, 1992; Osborne, 1992; Ravdin and Clark, 1992; Simon and Altman, 1994; Van Putten et al., 1996; Winchester, 1991; Wong et al., 1992].

Clark [1994] has put forward that due to a trend towards a general use of adjuvant therapy (in the United States, not yet in Europe), the role of prognostic factors in optimizing treatment for breast cancer patients has clearly changed. Clark questioned whether we really need prognostic factors for breast cancer, and concluded »yes« since in at least three situations prognostic factors could be helpful. One situation concerns the identification of patients with a very good prognosis for whom treatment would not be cost-beneficial. Another involves those patients with a very poor prognosis such that a more aggressive adjuvant approach is warranted. The third situation identified by Clark involves the identification of patients likely to be responsive or resistant to particular forms of therapy.

As another important reason why knowledge of the tumor phenotype of particular cell biological (prognostic) parameters is alluring, we could add that new treatment strategies based on the presence or absence of specific cell biological characteristics of a tumor could be designed. A good prognostic factor in primary breast cancer is not necessarily also a good predictive factor for response to treatment, and vice versa [Klijn et al., 1993 a].

Knowledge of the specific biological characteristics of a certain tumor could lead to refinement of existing forms of therapy and be of importance for the development of new treatment forms based on e.g. immune-therapy or gene-therapy. We recently reviewed the literature concerning classical and modern cell biological prognostic and predictive factors in breast cancer [Foekens et al., 1996 a; Klijn et al., 1993 a+b]. Knowledge of the tumor's phenotype with respect to a variety of cell biological parameters is important because they influence the characteristics and behavior of a tumor with respect to metastatic pattern, extent of cellular differentiation, growth rate and development of resistance to therapy.

The estrogen receptor (ER) was the first cell biological prognostic factor described in breast cancer. The quantitative assessment of ER, and later on also of the progesterone receptor (PgR), in cytosolic extracts of human primary breast tumor biopsies is well recognized as an aid for predicting prognosis and for the choice of therapy. However, knowledge of the ER and PgR status of a tumor ist not sufficient, and additional parameters are needed for an accurate identification of high risk and low risk patients, e.g. for the application of adjuvant treatment in node-negative breast cancer, and for the choice of type of systemic therapy in primary and recurrent disease.

Cancer patients in general do not die from their primary tumor but from disseminated disease. For metastases to develop, a cascade of events has to take place in order to enable tumor cells to escape from their primary environment and to form tumors at distant sites. Initially, to allow a tumor cell to escape from its primary location, the (tumor) stroma and the basement membrane have to be dissoluted by local proteolysis directed by the tumor cell. Subsequently, the tumor cell migrates and at the metastatic site the tumor cell requires the capability to settle by migration arrest, which is probably due to inhibition of tumor-cell associated proteolytic activity. Finally, the settled tumor cell needs to grow by formation of new stroma and capillary sprouts at the metastatic site.

To enable the processes of invasion and metastatis to occur, the operation of a complex proteolytic cascade, involving serine-, metallo-, cysteine- and aspartyl-proteases, has been hypothesized. Plasmin, which is capable of degrading extracellular matrix glycoproteins and of activating some pro-metalloproteases, e.g. type IV collagenase, is thought to be crucially involved in the overall processes of invasion and metastatis [Danø et al., 1985; Duffy, 1992; Liotta et al., 1980; Mignatti and Rifkin, 1993]. In the protease cascade the serine protease uPA is considered to play a key role, since it is capable of forming plasmin from its pro-enzyme plasminogen. An overall feed-back amplification mechanism is probably also playing a role, since plasmin can catalyze the conversion of inactive pro-uPA into its active single-chain enzyme [Danø et al., 1985]. The present paper ist focussed on the prognostic significance of the urokinase-type plasminogen activator, its receptor and its inhibitors, in primary breast cancer, and on their relationship with response to systemic therapy of patients with recurrent breast cancer.

The urokinase system and breast cancer prognosis

In addition to uPA, the uPA receptor (uPAR) is likely to play a central role in the proteolytic cascade of invasion and metastasis since binding of uPA to uPAR strongly enhances uPA-mediated plasminogen activation [Ellis et al., 1991]. Moreover, the surface of uPAR-expressing cells is likely the location where plasmin generation takes place in the tumor [Ellis et al., 1992]. On the other hand, the activity of uPA can be inhibited by PAI-1 and PAI-2, which are both members of the serpin family of protease inhibitors [Adreasen et al., 1990].

In breast cancer, using antigen measurements on routine cytosols or triton-extracts, higher levels of uPA, PAI-1 and -2 have been detected in malignant breast tissues in comparison with their normal counterparts or benign tumor tissues [Foucré et al., 1991; Jänicke et al., 1990/1991; Reilly et al., 1992; Sumiyoshi et al., 1991/1992]. For uPAR similar data have been reported by using different techniques on tissue sections [Bianchi et al., 1994; Del Vecchio et al., 1993; Jankun et al., 1993; Pyke et al., 1993]. After measurement of all four components concurrently in 2000 routinely prepared cytosols of primary breast tumors, we found significant positive correlations ($p < 0.0001$) for each paired set of parameters, suggesting a coordinated regulation of expression.

There is no consensus with respect to the intratumoral localization of the various components of the urokinase system in breast tumors. Using immunohistochemistry, uPA has not only been found to be localized in the cytoplasm and/or membranes of epithelial tumor cells [Carriero et al., 1994; Christensen et al., 1996; Del Vecchio et al., 1993; Jänicke et al., 1990/1991; Jankun et al., 1993; Sumiyoshi et al., 1991], but also in macrophages and fibroblast-like cells in the tumor stroma [Carriero et al., 1994; Christensen et al., 1996; Jankun et al., 1993], which were recently identified as myofibroblasts by in situ hybridization [Nielsen et al., 1996]. PAI-1 was found to be expressed by cancer cells in tumor islands [Jankun et al., 1993; Reilly et al., 1992; Sumiyoshi et al., 1991], and also in endothelial cells [Reilly et al., 1992]. With respect to intratumoral localization of PAI-2 in breast cancer, no literature data are as yet available. Tumor-infiltrating macrophages express high levels of uPAR [Bianchi et al., 1994; Christensen et al., 1996; Pyke et al., 1993], while also cancer cells [Bianchi et al., 1994; Carriero et al., 1994; Christensen et al., 1996; Jankun et al., 1993; Pyke et al., 1993], endothelial cells [Bianchi et al., 1994; Pyke et al., 1993], and some myofibroblasts [Christensen et al., 1996], were found to express uPAR. Regarding plasmin measurements in breast (cancer) tissues, it has been shown that its receptor is expressed by the cancer cells in the majority of tumors analyzed [Burtin et al., 1993].

In our own experience, using a panel of antibodies in immunohistochemistry, uPA was found to be localized in stromal elements, mostly fibroblast-like cells, especially in areas surrounding carcinoma [Van Roozendaal et al., 1996]. Also tumor-infiltrating macrophages and necrotic areas were positive, and occasionally endothelial cells showed a weak staining. uPAR reactivity was noticed in macrophages and in necrotic tumor areas, and in contrast PAI-1 was seen mostly in tumor cells with varying intensity. Benign duct epithelium was also positive for PAI-1 [S.C. Henzen-Logmans, personal communication]. With in situ hybridization, we found uPA transcripts to be localized (usually scattered) in fibroblast-like cells in the stroma adjacent to the invasive tumors, but occasionally also in epithelial tumor cells. uPAR mRNA was localized in macrophages, in cancer cells and at the tumor-stromal interface of invasive foci. PAI-1 transcripts were mostly localized in clusters of tumor cells but usually absent from the stroma [Setyono-Han et al., 1995].

In a pilot study involving 52 patients with primary breast cancer, Duffy et al. [1988] have shown that an increased enzymatic activity of uPA in the primary breast tumor was associated with a shorter relapse-free survival. Due to the complexity of the urokinase system of plasminogen activation it was hypothesized that this important finding could be substantiated by measurement of the uPA antigen level [Jänicke et al., 1989]. Indeed, in a first prospective study on uPA antigen by Jänicke et al. [1990], it was shown that uPA was an independent prognostic factor for relapse for the whole group of patients consisting of 50 node-negative and 54 node-positive breast cancer patients. This finding of a relationship between a high level of uPA antigen and a poor relapse-free, metastasis-free and/or overall survival in primary breast cancer, also for node-negative patients, has since been confirmed in their later reports and by several independent groups of investigators [Bouchet et al., 1994; Duffy et al., 1990/1994; Duggan et al., 1995; Fernö et al., 1996; Foekens et al., 1992 / 1994 a+b 1995 a / 1996 a; Grøndahl-Hansen et al., 1993 / 1995; Jänicke et al., 1991 / 1993 / 1994 a+b; Spyratos et al., 1992]. Moreover, we recently established that a high level of uPA in the primary breast tumors is independantly associated with a poor response to tamoxifen therapy in patients with recurrent breast cancer, i.e. the first study connecting the urokinase system of plasminogen activation with clinical endocrine resistance [Foekens et al., 1995 b, 1996 b; Klijn et al., 1993 b / 1995].

As may have been expected, in a collaborative study involving 505 patients we recently observed that a high level of uPAR ist related with a poor prognosis in primary breast cancer [Grøndahl-Hansen et al., 1995]. The amount of uPAR in routinely prepared cytosols of the primary tumor was of a higher prognostic power than that in triton-extracts. This is in contrast to what has been found for uPA itself [Jänicke et al., 1994 b]. We hypothesized that routinely prepared cytosols contain the soluble uPAR which has been cleaved from its lipid anchor, thus representing proteolytically active uPAR [Grøndahl-Hansen et al., 1995].

Duggan et al. [1995] also reported that a high level of uPAR in breast cancer cytosols was associated with a poor prognosis. Also, as may have been expected, a high level of the inhibitor PAI-2 in the primary breast tumor was related with a more favorable prognosis [Bouchet et al., 1994; Foekens et al. 1995a], particularly in patients with high tumor levels of uPA [Foekens et al., 1995a]. However, it was an unexpected finding of Jänicke et al. [1991 / 1993 / 1994 a+b] that a high level of the inhibitor PAI-1 in tumor extracts was associated with a poor prognosis in breast cancer. These initial observations were recently confirmed by us [Foekens et al., 1994 a+b / 1996] and others [Bouchet et al., 1994; Grøndahl-Hansen et al., 1993 / 1995]. It has been speculated that PAI-1 may be involved in the protection of the tumor tissue against uPA-directed degradation [Pyke et al., 1991]. A high PAI-1 level could also be a biochemical measure of the degree of neovascularization [Grøndahl-Hansen et al., 1993; Pyke et al., 1991], or could be important for the reimplantation of circulating tumor cells at the metastatic site [Jänicke et al., 1993].

In our recent analysis, including more patients and refined subgroup analysis, it appeared that one or more of the factors can be strong prognostic factors in specific subgroups, while they are of no or limited prognostic value in other patients [Foekens et al., 1995 a / 1996 a; Grøndahl-Hansen et al., 1995]. These results show the need for performing studies on larger numbers of patients to enable powerful statistical analyses in clinically important subgroups of patients, and to establish the risk for individual patients. In this respect, our most recent data on the prognostic value of uPA and PAI-1 in 940 node-negative primary breast cancer patients (Figure 1), using their previously established cut-off points [Foekens et al., 1992 / 1994 b], confirm their significance as markers to identify node-negative patients at high risk for relapse [Bouchet et al., 1994; Duffy et al., 1994; Fernö et al., 1996; Foekens et al., 1992 / 1994 b / 1996 a; Jänicke et al., 1990 / 1991 / 1993 / 1994 a+b].

Concering the presence of a relationship between components of the urokinase system and response to tamoxifen therapy in recurrent breast cancer, similar to what we observed for uPA, high levels of uPAR and PAI-1 were found to be related with a poor response and a short duration of response, while a high level of PAI-2 was related with a more favorable response [Foekens et al., 1995 b; Klijn et al., 1995]. These data were recently confirmed in a larger series of more than 500 hormono-naive patients who received tamoxifen as first-line therapy for recurrent disease [Foekens et al., 1996 b]. Interestingly, in patients who progressed on hormonal therapy and subsequently were treated with chemotherapy, no relationship of uPA or PAI-1 with response to chemotherapy was observed.

In summary, there is accumulating evidence that the components of the urokinase system of plasminogen activation are related with prognosis in – also node-negative – primary breast cancer, and with the efficacy of response to tamoxifen therapy in recurrent disease, without being related with the efficacy of response to chemo-therapy. Because of these promising results, the EORTC Receptor and Biomarker Study Group decided during their annual meeting, held in Marseilles in 1993, that preferably the tumor levels of both uPA and PAI-1 should be measured together with (quantitative) ER and PgR.

In order to harmonize the assay results to be obtained by each individual laboratory, a quality control program has been initiated, and workshops have been held [Benraad et al., 1996]. For the integration of new cell biological prognostic parameters in daily clinical practice, we need to know not only their prognostic power with respect to prediction of relapse-free and overall survival, but also their possible relation to response to endocrine therapy and chemotherapy in order to select adequate treatment for each patient.

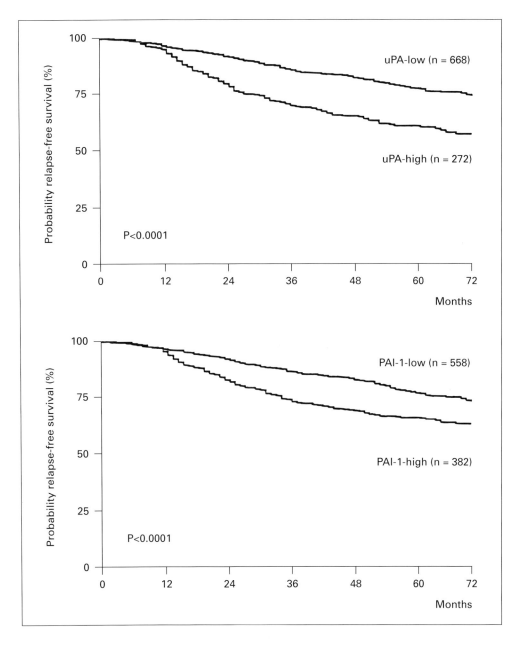

Figure 1: Probability of relapse-free survival as a function of uPA (top) and PAI-1 status (bottom) in 940 patients with node-negative primary breast cancer. uPA-low, uPA-high, PAI-1-low and PAI-1-high represent tumors with levels below 1.15 ng uPA/mg protein and 17 ng PAI-1/mg protein and equal or above 1.15 and 17 ng/mg protein, respectively.

Whether, indeed, uPA and PAI-1 could be valuable markers for future treatment decisions, awaits the results of randomized prospective clinical trials. Since all data provide support for the treatment of node-negative patients with high tumor levels of uPA and/or PAI-1 with adjuvant CMF-chemotherapy, one such multicenter study has been initiated by the Deutsche Forschungsgemeinschaft [Jänicke et al., 1994 a]. In addition to this important clinical trial, detailed knowledge of the uPA, uPAR, and PAI-1 and PAI-2 phenotype of a tumor may allow future interference in specific pathways by new treatment strategies [Mignatti and Rifkin, 1993]. Promising in this respect is the fact that in several experimental systems inhibition of proliferation, invasion and metastasis by blocking the uPA/uPAR interaction has been successfully demonstrated [review by Wilhelm et al., 1994].

References

1. *Altman D.G., Lausen B., Sauerbrei W., Schumacher M.:*
   Dangers of using »optimal« cutpoints in the evaluation of prognostic factors.
   J. Natl. Cancer Inst. *86*, 829–835 (1994)
2. *Andreasen P.A., Georg B., Kund L.R., Riccio A., Stacey S.N.:*
   Plasminogen activator inhibitors: hormonally regulated serpins.
   Mol. Cell. Endocrinol. *68*, 1–19 (1990)
3. *Benraad Th.J., Geurts-Moespot J., Grøndahl-Hansen J., Schmitt M., Heuvel J.J.T.M., de Witte J.H., Foekens J.A., Leake R.E., Brünner N., Sweep C.G.J.:*
   Immunoassays (ELISA) of urokinase-type plasminogen activator (uPA): report of an EORTC/BIOMED-1 workshop.
   Eur. J. Cancer *32A*, 1371–1381 (1996)
4. *Bianchi E., Cohen R.L., Thor A.T., Todd R.F., Mizukami I.F., Lawrence D.A., Ljung B.M., Shuman M.A., Smith H.S.:*
   The urokinase receptor ist expressed in invasive breast cancer but not in normal breast tissue.
   Cancer Res. *54*, 861–866 (1994)
5. *Bouchet C., Spyratos F., Martin P.M., Hacène K., Gentile A., Oglobine J.:*
   Prognostic value of urokinase-type plasminogen activator (uPA) and plasminogen activator inhibitors PAI-1 and PAI-2 in breast carcinomas.
   Br. J. Cancer *69*, 398–405 (1994)
6. *Brünner N., Holst-Hansen C., Pedersen A.N., Pyke C., Høyer-Hansen G., Foekens J.A., Stephens R.W.:*
   Urokinase plasminogen activator receptor in breast cancer. In: F. Calvo, M. Crépin, H. Magdelenat (eds.): Breast Cancer. Advances in biology and therapeutics.
   John Libbey Eurotext, 201–207 (1996)
7. *Burtin P., Zhang S., Schauffler P., Komano O., Sastre X., Mathieu M.C.:*
   Visualization of the plasmin receptor on sections of human mammary carcinoma cells.
   Int. J. Cancer *53*, 17–21 (1993)
8. *Carriero M.V., Franco P., Del Vecchio S., Massa O., Botti G., D'Aiuto G., Stoppelli M.P., Salvatore M.:*
   Tissue distribution of soluble and receptor-bound urokinase in human breast cancer.
   Cancer Res. *54*, 5445–5454 (1994)

9. *Christensen L., Wiborg Simonsen A.C., Heegaard C.W., Moestrup S.K., Andersen J.A., Andreasen P.A.:*
Immunohistochemical localization of urokinase-type plasminogen activator, type-1 plasminogen activator inhibitor, urokinase receptor and α_2-macroglobulin receptor in human breast carcinomas.
Int. J. Cancer *66*, 441–452 (1996)
10. *Clark G.M.:*
Integrating prognostic factors.
Breast Cancer Res. Treatm. *22*, 187–191 (1992)
11. *Clark G.M.:*
Do we really need prognostic factors for breast cancer?
Breast Cancer Res. Treatm. *30*, 117–126 (1994)
12. *Clark G.M., Hilsenbeck S.G., Ravdin R.M., De Laurentiis M., Osborne C.K.:*
Prognostic factors: rationale and methods of analysis and integration.
Breast Cancer Res. Treatm. *32*, 105–112 (1994)
13. *Consensus Development Panel.*
Consensus statement: treatment of early-stage breast cancer.
J. Natl. Cancer Inst. Monogr. *11*, 1–5 (1992)
14. *Danø K., Andreasen P.A., Grøndahl-Hansen J., Kristensen P.I., Nielsen L.S., Skriver L.:*
Plasminogen activators, tissue degradation, and cancer.
Adv. Cancer Res. *44*, 139–266 (1985)
15. *Davidson N.E., Abeloff M.D.:*
Adjuvant systemic therapy in women with early-stage breast cancer at high risk for relapse.
J. Natl. Cancer Inst. *84*, 301–305 (1992)
16. *Del Vecchio S., Stoppelli M.P., Carriero M.V., Fonti R., Massa O., Li P.Y., Botti G., Cerra M., D'Aiuto G., Esposito G., Salvatore M.:*
Human urokinase receptor concentration in malignant and benign breast tumors by in vitro quantitative autoradiography: comparison with urokinase levels.
Cancer Res. *53*, 3198–3206 (1993)
17. *Desch C.E., Hillner B.E., Smith T.J., Retchin S.M.:*
Should the elderly receive chemotherapy for node-negative breast cancer? A cost-effectiveness analysis examining total and active life-expectancy outcomes.
J. Clin. Oncol. *11*, 777–782 (1993)
18. *De Laurentiis M., Ravdin P.M.:*
Survival analysis of censored data: neural network analysis detection of complex interactions between variables.
Breast Cancer Res. Treatm. *32*, 113–118 (1994)
19. *De Vita V.R. Jr.:*
Breast cancer therapy: exercising all our options.
N. Engl. J. Med. *320*, 527–529 (1989)
20. *Duffy M.J., O'Grady P., Devaney D., O'Siorain L., Fennelly J.J., Lijnen H.J.:*
Urokinase plasminogen activator, a marker for aggressive breast carcinomas: preliminary report.
Cancer *62*, 531–533 (1988)
21. *Duffy M.J., Reilly D., O'Sullivan C., O'Higgins N., Fennelly J.J., Andreasen P.:*
Urokinase-plasminogen activator, a new and independent prognostic marker in breast cancer.
Cancer Res. *50*, 6827–6829 (1990)
22. *Duffy M.J.:*
The role of proteolytic enzymes in cancer invasion and metastasis.
Clin. Exp. Metastasis *10*, 145–155 (1992)

23. *Duffy M.J., Reilly D., McDermott E., O'Higgins N., Fennelly J.J., Andreasen P.A.:*
    Urokinase plasminogen activator as a prognostic marker in different subgroups of patients with breast cancer.
    Cancer 74, 2276–2280 (1994)
24. *Duggan C., Maguire T., McDermott E., O'Higgins N., Fennelly J.J., Duffy M.J.:*
    Urokinase plasminogen activator and urokinase plasminogen activator receptor in breast cancer.
    Int. J. Cancer 61, 597–600 (1995)
25. *Early Breast Cancer Trialists' Collaborative Group:*
    Systemic treatment of early breast cancer by hormonal, cytotoxic, or immune therapy.
    Lancet 339, 1–15, 71–85 (1992)
26. *Elledge R.M., McGuire W.L., Osborne C.K.:*
    Prognostic factors in breast cancer.
    Semin. Oncol. 19, 244–253 (1992)
27. *Ellis V., Behrendt N., Danø K.:*
    Plasminogen activation by receptor-bound urokinase.
    J. Biol. Chem. 266, 12752–12758 (1991)
28. *Ellis V., Pyke C., Eriksen J., Solberg H., Danø K.:*
    The urokinase receptor:
    involvement in cell surface proteolysis and cancer invasion.
    Ann. N. Y. Acad. Sci. 667, 13–31 (1992)
29. *Fernö M., Bendahl P-O., Borg A., Brundell J., Hirschberg L., Olsson H., Killander D.:*
    Urokinase plasminogen activator, a strong independent prognostic factor in breast cancer, analysed in steroid receptor cytosols with a luminometric immunoassay.
    Eur. J. Cancer 32A, 793–801 (1996)
30. *Fisher B., Redmond C., Dimitrov N.V., Bowman D., Legault-Poisson S., Wickerham L., Wolmark N., Fisher E.R., Margolese R., Sutherland C., Glass A., Foster R., Caplan R., others:*
    A randomized clinical trial evaluating sequential methotrexate and fluorouracil in the treatment of patients with node negative breast cancer who have estrogen-receptor-negative tumors.
    N. Engl. J. Med. 320, 473–478 (1989a)
31. *Fisher B., Constantino J., Redmond C., Poisson R., Bowman D., Couture J., Dimitrov N.V., Wolmark N., Wickerham D.L., Fisher E.R., Margolese R., Robidoux A., Shibata H., Terz J., Paterson A.H.G., Feldman M.I., Farrar W., Evans J., Lickley H.L., Ketner M., others.:*
    A randomized trial evaluating tamoxifen in the treatment of patients with node-negative breast cancer who have estrogen-receptor-positive tumors.
    N. Engl. J. Med. 320, 479–484 (1989b)
32. *Foekens J.A., Schmitt M., van Putten W.L.J., Peters H.A., Bontenbal M., Jänicke F., Klijn J.G.M.:*
    Prognostic value of urokinase-type plasminogen activator in 671 primary breast cancer patients.
    Cancer Res. 52, 6101–6105 (1992)
33. *Foekens J.A., Schmitt M., Peters H.A., Look M.P., van Putten W.L.J., Kramer M.D., Jänicke F., Klijn J.G.M.:*
    Association of PAI-1 with metastasis-free survival in breast cancer: comparison with ER, PgR, PS2, cathepsin D, and uPA. In: M. Schmitt et al. (eds.): Prospects in diagnosis and treatment of breast cancer, Excerpta Medica International Congress Series.
    Elsevier Publishers, Amsterdam, 197–205 (1994a)
34. *Foekens J.A., Schmitt M., van Putten W.L.J., Peters H.A., Portengen H., Kramer M.D., Jänicke F., Klijn J.G.M.:*
    Plasminogen activator inhibitor and breast cancer metastasis.
    J. Clin. Oncol. 12, 1648–1658 (1994b)

35. *Foekens J.A., Buessecker F., Peters H.A., Krainick U., van Putten W.L.J., Look M.P., Klijn J.G.M., Kramer M.D.:*
    Plasminogen activator inhibitor-2 (PAI-2): prognostic relevance in 1012 patients with primary breast cancer.
    Cancer Res. 55, 1423–1427 (1995a)
36. *Foekens J.A., Look M.P., Peters H.A., van Putten W.L.J., Portengen H., Klijn J.G.M.:*
    Urokinase-type plasminogen activator (uPA) and its inhibitor PAI-1 predict poor response to tamoxifen therapy in recurrent breast cancer.
    J. Natl. Cancer Inst. 87, 751–756 (1995b)
37. *Foekens J.A., Berns E.M.J.J., Look M.P., Klijn J.G.M.:*
    Prognostic factors in node-negative breast cancer. In: J.R. Pasqualini (ed.): Molecular and Clinical Endocrinology (Vol 1). J.R. Pasqualini, B.S. Katzenellebogen (eds.): Hormone Dependent Cancer. Marcel Dekker Inc, New York, 217–253 (1996a)
38. *Foekens J.A., Look M.P., Meijer-van Gelder M.E., van Putten W.L.J., Klijn J.G.M.:*
    The predictive value of the urokinase system of plasminogen activation in recurrent breast cancer.
    Eur. J. Cancer 32A: Suppl. 2, 55 (1996b)
39. *Foucré D., Bouchet C., Hacène K., Pourreau-Schneider N., Gentile A., Martin P.M., Desplaces A., Oglobine J.:*
    Relationship between cathepsin D, urokinase, and plasminogen activator inhibitors in malignant vs benign breast tumours.
    Br. J. Cancer 64, 926–932 (1991)
40. *Gasparini G., Pozza F., Harris A.L.:*
    Evaluating the potential usefulness of new prognostic and predictive indicators in node-negative breast cancer patients.
    J. Natl. Cancer Inst. 85, 1206–1219 (1993)
41. *Grøndahl-Hansen J., Christensen I.J., Rosenquist C., Brünner N., Mouridsen H.T., Danø K., Blichert-Toft M.:*
    High levels of urokinase-type plasminogen activator (uPA) and its inhibitor PAI-1 in cytosolic extracts of breast carcinomas are associated with poor prognosis.
    Cancer Res. 53 , 2513–2521 (1993)
42. *Grøndahl-Hansen J., Peters H.A., van Putten W.L.J., Look M.P., Pappot K., Danø K., Klijn J.G.M., Foekens J.A.:*
    Prognostic significance of the urokinase type plasminogen activator receptor in breast cancer.
    Clin. Cancer Res. 1, 1079–1087 (1995)
43. *Henderson I.C.:*
    Breast cancer therapy: the price of success.
    N. Engl. J. Med. 326 , 1774–1775 (1992)
44. *Hillner B.E., Smith T.J.:*
    Efficacy and cost effectiveness of adjuvant chemotherapy in women with node-negative breast cancer – a decision analysis model.
    N. Engl. J. Med. 324, 160–168 (1991)
45. *Hilsenbeck S.G., Clark G.M., McGuire W.L.:*
    Why do so many prognostic factors fail to pan out?
    Breast Cancer Res. Treatm. 22, 197–206 (1992)
46. *Jänicke F., Schmitt M., Ulm K., Gössner W., Graeff H.:*
    Urokinase-type plasminogen activator antigen and early relapse in breast cancer.
    Lancet ii, 1049 (1989)
47. *Jänicke F., Schmitt M., Hafter R., Hollreider A., Babic R., Ulm K., Gössner W., Graeff H.:*
    Urokinase-type plasminogen activator (u-PA) antigen is a predictor of early relapse in breast cancer.
    Fibrinolysis 4, 69–78 (1990)

48. *Jänicke F., Graeff H., Schmitt M.:*
    Clinical relevance of the urokinase-type and tissue-type plasminogen activators and of their type 1 inhibitor in breast cancer.
    Semin. Thromb. Hemost. *17*, 303–312 (1991)
49. *Jänicke F., Schmitt M., Pache L., Ulm K., Harbeck N., Höfler H., Graeff H.:*
    Urokinase (uPA) and its inhibitor PAI-1 are strong and independent prognostic factors in node-negative breast cancer.
    Breast Cancer Res. Treatm. *24*, 195–208 (1993)
50. *Jänicke K., Thomssen C., Pache L., Schmitt M., Graeff H.:*
    Urokinase (uPA) and PAI-1 as selection criteria for adjuvant chemotherapy in axillary node-negative breast cancer patients. In: M. Schmitt et al. (eds.): Prospects in diagnosis and treatment of breast cancer, Excerpta Medica International Congress Series.
    Elsevier Publishers, Amsterdam, 207-218 (1994a)
51. *Jänicke F., Pache L., Schmitt M., Ulm K., Thomssen C., Prechtl A., Graeff H.:*
    Both the cytosols and detergent extracts of breast cancer tissues are suited to evaluate the prognostic impact of the urokinase-type plasminogen activator and its inhibitor, plasminogen activator inhibitor type 1.
    Cancer Res. *54*, 1–4 (1994b)
52. *Jankun J., Merrick H.W., Goldblatt P.J.:*
    Expression and localization of elements of the plasminogen activation system in benign breast disease and breast cancer.
    J. Cell. Biochem. *53*, 135–144 (1993)
53. *Klijn J.G.M., Berns E.M.J.J., Foekens J.A.:*
    Prognostic factors and response to therapy in breast cancer.
    Cancer Surv. *18*, 165–198 (1993a)
54. *Klijn J.G.M., Berns E.M.J.J., Bontenbal M., Foekens J.A.:*
    Cell biological factors associated with the response of breast cancer to systemic treatment.
    Cancer Treatm. Rev. *19:* Suppl.B, 45–63 (1993b)
55. *Klijn J.G.M., Grøndahl-Hansen J., Schmitt M., Kramer M.D., Look M.P., Brünner N., Jänicke F., Foekens J.A.:*
    The predictive value of the urokinase system with respect to response to tamoxifen therapy in recurrent breast cancer.
    Proc. Am. Soc. Clin. Oncol. *93*, 72 (1995)
56. *Liotta L.A., Tryggvason K., Garbisa S., Hart I., Foltz C.M., Shafie S.:*
    Metastatic potential correlates with enzymatic degradation of basement membrane collagen.
    Nature *284*, 67–68 (1980)
57. *Ludwig Breast Cancer Study Group:*
    Prolonged disease-free survival after one course of perioperative adjuvant chemotherapy for node-negative breast cancer.
    N. Engl. J. Med. *320*, 491–496 (1989)
58. *Mansour E.G., Gray R., Shatila A.H., Osborne C.K., Tormey D.D., Gilchrist K.W., Cooper M.R., Falkson G.:*
    Efficacy of adjuvant chemotherapy in high risk node-negative breast cancer.
    N. Engl. J. Med. *320*, 485–490 (1989)
59. *McGuire W.L.:*
    Adjuvant therapy of node-negative breast cancer: another point of view.
    J. Natl. Cancer Inst. *80*, 1075–1076 (1988)
60. *McGuire W.L.:*
    Adjuvant treatment of node-negative breast cancer.
    N. Engl. J. Med. *320*, 525–527 (1989)

61. *McGuire W.L.*
 Breast Cancer prognostic factors: evaluation guidelines.
 J. Natl. Cancer Inst. *83*, 154–155 (1991)
62. *McGuire W.L., Clark G.M.:*
 Prognostic factors and treatment decisions in axillary-node-negative breast cancer.
 N. Engl. J. Med. *326*, 1756–1761 (1992)
63. *McGuire W.L., Tandon A.K., Allred D.C., Chamness G.C., Clark G.M.:*
 How to use prognostic factors in axillary node-negative breast cancer patients.
 J. Natl. Cancer Inst. *84*, 1006–1014 (1992a)
64. *McGuire W.L., Tandon A.K., Allred D.C., Chamness G.C., Ravdin P.M., Clark G.M.:*
 Prognosis and treatment decisions in patients with breast cancer without axillary node involvement.
 Cancer *70*: Suppl., 1775–1781 (1992b)
65. *Mignatti P., Rifkin D.B.:*
 Biology and biochemistry of proteinases in tumor invasion.
 Physiol. Rev. *73*, 161–195 (1993)
66. *Miller W.R.:*
 Prognostic factors in breast cancer.
 Br. J. Cancer *99*, 775–776 (1992)
67. *National Cancer Institute:*
 Treatment alert issued for node-negative breast cancer.
 J. Natl. Cancer Inst. *80*, 550–551 (1988)
68. *Nielsen B.S., Sehested M., Timshel S., Pyke C., Danø K.:*
 Messenger RNA for urokinase plasminogen activator is expressed in myofibroblasts adjacent to cancer cells in human breast cancer.
 Lab. Invest. *74*, 168–177 (1996)
69. *O'Reilly S.M., Richards M.A.:*
 Node negative breast cancer: adjuvant chemotherapy should probably be reserved for patients at high risk of relapse.
 Br. Med. J. *300*, 346–348 (1990)
70. *Osborne C.K.:*
 Prognostic factors for breast cancer: have they met their promise?
 J. Clin. Oncol. *10*, 679–682 (1992)
71. *Pyke C., Christensen P., Ralfkiær E., Eriksen J., Danø K.:*
 The plasminogen activator system in human colon cancer: messenger RNA for the inhibitor PAI-1 is located in endothelial cells in the tumor stroma.
 Cancer Res. *51*, 4067–4071 (1991)
72. *Pyke C., Græm N., Ralfkiær E., Rønne E., Høyer-Hansen G., Brünner N., Danø K.:*
 The receptor for urokinase is present in tumor-associated macrophages in ductal breast carcinoma.
 Cancer Res. *53*, 1911–1915 (1993)
73. *Ravdin P.M., Clark G.M.:*
 A practical application of neural network analysis for predicting outcome of individual breast cancer patients.
 Breast Cancer Res. Treatm. *22*, 285–293 (1992)
74. *Reilly D., Christensen L., Duch M., Nolan N., Duffy M.J., Andreasen P.A.:*
 Type-1 plasminogen activator inhibitor in human breast cancer.
 Int. J. Cancer *50*, 208–214 (1992)
75. *Rosner D., Lane W.W.:*
 Should all node-negative breast cancer patients receive adjuvant therapy? Identifying additional subsets of low-risk patients, highly curable by surgery alone.
 Cancer *68*, 1482–1494 (1991)

76. *Setyono-Han B., Klijn. J.G.M., Portengen H., Look M.P., Henzen-Logmans S.C., Foekens J.A.:*
    uPA, uPA-receptor and PAI-1 expression in human primary breast carcinomas and their matched metastases studied by in situ hybridization.
    Proc. Am. Assoc. Cancer Res. *36*, 95 (1995)
77. *Simon R., Altman D.G.:*
    Statistical aspects of prognostic factor studies in oncology.
    Br. J. Cancer *69*, 979–985 (1994)
78. *Smith T.J., Hillner B.E.:*
    The efficacy and cost-effecitiveness of adjuvant therapy of early breast cancer in premenopausal women.
    J. Clin. Oncol. *11*, 771–776 (1993)
79. *Spyratos F., Martin P.M., Hacène K., Romain S., Andrieu C., Ferrero-Poüs C., Detieux S., Le Doussal V., Tubiana-Hulin M., Brunet M.:*
    Multiparametric prognostic evaluation of biological factors in primary breast cancer.
    J. Natl. Cancer Inst. *84*, 1266–1272 (1992)
80. *Sumiyoshi K., Baba S., Sakaguschi S., Urano T., Takada Y., Takada A.:*
    Increase in levels of plasminogen activator and type-1 plasminogen activator inhibitor in human breast cancer: possible roles in tumor progression and metastasis.
    Thromb. Res. *63*, 59–71 (1991)
81. *Sumiyoshi K. Serizawa K., Urano T., Takada Y., Takada A., Baba S.:*
    Plasminogen activator system in human breast cancer.
    Int. J. Cancer *50*, 345–348 (1992)
82. *Van Roozendaal C.E.P., Klijn J.G.M., Sieuwerts A.M., Henzen-Logmans S.C., Foekens J.A.:*
    Role of urokinase plasminogen activator in human breast cancer: active involvement of stromal fibroblasts.
    Fibrinolysis *10:* Suppl. 2, 79–83 (1996)
83. *Van Putten W.L.J., Klijn J.G.M., Meijer-van Gelder M.E., Look M.P., Foekens J.A.:*
    Multiparameter analysis of prognostic factors in breast cancer. In: F. Calvo, M. Crépin, H. Magdelenat (eds.): Breast Cancer. Advances in biology and therapeutics.
    John Libbey Eurotext, 209–215 (1996)
84. *Wilhelm O., Schmitt M., Senekowitsch R., Höhl S., Wilhelm S., Will C., Rettenberger P., Reuning U., Weidle U., Magdolen V., Graeff H.:*
    The urokinase/urokinase receptor system – a new target for cancer therapy? In: M. Schmitt et al. (eds.): Prospects in diagnosis and treatment of breast cancer, Excerpta Medica International Congress Series.
    Elsevier Publishers, Amsterdam, 145–156 (1994)
85. *Winchester D.P.:*
    Adjuvant therapy for node-negative breast cancer. The use of prognostic factors.
    Cancer *67*, 1741–1743 (1991)
86. *Wong W.W., Vijayakumar S., Weichselbaum R.R.:*
    Prognostic indicators in node-negative early stage breast cancer.
    Am. J. Med. *92*, 539–549 (1992)

Prognostische Bedeutung des Operationszeitpunktes für prämenopausale Frauen mit Mammakarzinom

M. Kaufmann

Die Möglichkeit, durch Veränderung des Operationszeitpunktes die Prognose prämenopausaler Frauen mit Mammakarzinom zu beeinflussen, hat großes Aufsehen erregt. Bereits 1991 publizierten Badwe et al. [1] retrospektiv erhobene Daten zum Verlauf von 249 Patientinnen mit primärem Mammakarzinom. Er fand für Frauen, die am 3.–12. Zyklustag operiert worden waren, d.h. in der unoppositionierten Östrogenphase des Menstruationszyklus, deutlich häufiger und früher Rezidive und Todesfälle als für die im übrigen Zeitraum operierten Frauen. Der Unterschied in der Prognose war im Ausmaß dem einer adjuvanten Chemotherapie vergleichbar. Durch diese Studie motiviert, publizierten in der Folge eine Vielzahl anderer Zentren Ergebnisse zu diesem Thema, wobei aber auch bei vielen Untersuchungen kein Zusammenhang zwischen der Zyklusphase und der Prognose gefunden werden konnte. Einige wenige Autoren fanden sogar einen umgekehrten Zusammenhang.

Als besonders gewichtige Studie ist die, wenn auch retrospektive Auswertung der Arbeitsgruppe um Veronsi [2] anzusehen. Die Autoren untersuchten 1174 Patientinnen, welche zum überwiegenden Teil im Rahmen der Mailänder adjuvanten Therapiestudien primär behandelt wurden. Es handelt sich somit um ein homogenes und gut dokumentiertes Patientenkollektiv. Es fanden sich für herkömmliche Prognosefaktoren ebenso wie für die systemische Therapie keine signifikanten Unterschiede zwischen Patientinnen, welche in der follikulären und in der lutealen Phase operiert wurden. Es konnte gezeigt werden, daß bei Patientinnen mit nodalpositiven Tumoren die Prognose signifikant günstiger war, wenn sie in der lutealen Phase und nicht in der follikulären Phase operiert worden waren. Frauen mit einer Operation in der östrogenen Phase zeigten eine signifikant kürzere krankheitsfreie Zeit wie auch eine kürzere Überlebenszeit als die übrigen Patientinnen.

In einer eigenen Arbeit [3] bei 266 Patientinnen fanden wir, hierzu vergleichbar, einen zyklusabhängigen Effekt nur bei nodalpositiven Tumoren. Dieser war vor allem bei rezeptorpositiven Tumoren zu finden (Tabelle 1). Bei unserer Untersuchung fiel aber auch auf, daß ein deutlicher Unterschied zwischen den operativen Vorgehensweisen bestand. Während bei einzeitiger Operation (d.h. durch Schnellschnitt gesichertes Karzinom mit sofortiger Komplettierung der Operation; z.B. bei

Parameter	Ausprägung	Krankheitsfreies Überleben p-Wert (log rank)	Gesamtüberleben p-Wert (log rank)
Lymphknotenstatus	negativ	0,4	0,4
	positiv	0,001	0,003
Progesteron-rezeptorstatus	negativ	0,1	0,4
	positiv	0,003	0,003
Östrogen-rezeptorstatus	negativ	0,01	0,04
	positiv	0,002	0,02

Tabelle 1: Die Zyklusphase zum Zeitpunkt der Operation als Prognosefaktor in Abhängigkeit vom Lymphknoten- und Rezeptorstatus. Vergleich des krankheitsfreien Überlebens und des Gesamtüberlebens bei Operation in der Follikelphase (Tage 3–12) und der Lutealphase (Tage 1–2, 13–30) [3].

Operatives Vorgehen	Krankheitsfreies Überleben p-Wert (log rank)	Gesamtüberleben p-Wert (log rank)
einzeitig	0,6	0,8
zweizeitig	0,001	0,002

Tabelle 2: Beeinflussung der Prognose durch die Zyklusphase zum Zeitpunkt der Primäroperation in Abhängigkeit vom operativen Vorgehen. Vergleich des krankheitsfreien Überlebens und des Gesamtüberlebens bei Operation in der Follikelphase (Tage 3–12) und der Lutealphase (Tage 1–2, 13–30) [3].

einem palpablen Tumor) keine Abhängigkeit der Prognose vom Zyklustag gefunden werden konnte, war dies allerdings der Fall, wenn zweizeitig vorgegangen wurde (d.h. Komplettierung der Operation in einer zweiten Sitzung nach Erhalt der definitiven Karzinomdiagnose; ca. 5–14 Tage nach primärer Gewebeentnahme; z.B. bei Mikrokalzifikationen) (Tabelle 2). Dies könnte die negativen Ergebnisse anderer Studien erklären.

Wir postulieren, daß mit der Entfernung des Primärtumors axilläre Lymphknotenmetastasen einem verstärkten Einfluß von Wachstumsfaktoren ausgesetzt sind und eine Fernmetastasierung von hormonrezeptorpositiven Tumorzellen im östrogenen Milieu erleichtert wird.

Diese Hypothese wird durch folgende Beobachtungen unterstützt:

- Bei niedrigem Serum-Progesteron-Spiegel ist die Zell-Zell-Adhäsion herabgesetzt.
- Östrogene verstärken die Sekretion von Wachstumsfaktoren (z.B. IGF-1).
- Während der Lutealphase ist die Aktivität der natürlichen Killerzellen reduziert.
- Als ein weiterer zu diskutierender Faktor ist z.B. das Angiostatin anzusehen, welches vom Primärtumor gebildet oder induziert wird und bereits etablierte Metastasen durch Unterdrückung der Neoangiogenese am Größenwachstum hindert. Wird der Primärtumor entfernt, kommt es zu einem raschen Wachstum der Metastase.

Alle bisher publizierten Daten zur Evaluation der Zyklusphase als Prognosefaktor sind retrospektiv erhoben worden. Mittlerweile werden sowohl in England, in Italien und in Zukunft auch in Deutschland prospektiv ausgelegte Untersuchungen durchgeführt. Bei den vergleichbaren Studiendesigns werden innerhalb 24 Stunden vor den operativen Eingriffen an der befallenen Brust Serum-Hormonspiegel zur exakten Definition des Zyklusabschnittes bestimmt, woran sich Verlaufsbeobachtungen der Patientinnen anschließen. Nur nach Abschluß dieser Studien wird sich der Stellenwert dieses potentiellen Prognosefaktors exakt bestimmen lassen.

Literatur

1. *Badwe R.A., Gregory W.M., Chaudary M.A., Richards M.A., Bentley A.E., Rubens R.D., Fentimen I.S.:*
   Timing of surgery during menstrual cycle and survival of premenopausal women with operable breast cancer.
   Lancet 337, 1261–64 (1991)
2. *Veronesi U., Luini A., Mariani L., Del Vecchio M., Alvez D., Andreoli C., Giacobone A., Merson M., Pacetti G., Rasell R., Saccozzi R.:*
   Effect of menstrual phase on surgical treatment of breast cancer.
   Lancet 343, 1545–1547 (1994)
3. *von Minckwitz G., Grischke E.M., Kaufmann M.:*
   Effect of menstrual phase on surgical treatment of breast cancer.
   Lancet 344, 403 (1994).

Kritische Bemerkungen zur adjuvanten Therapie unter Einschluß der Hochdosis-Therapie mit autologer Stammzell-Reinfusion

H. Sauer

Consensus 1995

Die aktuellen Empfehlungen für die adjuvante medikamentöse postoperative Therapie beim Mammakarzinom, die im wesentlichen auf den Ergebnissen der Meta-Analysen (1992 und 1995) von ca. 150 Studien zu diesem Thema beruhen, wurden im Februar 1995 anläßlich der 5. internationalen Konferenz zur adjuvanten Therapie des primären Mammakarzinoms in St. Gallen/Schweiz erarbeitet und im Herbst des gleichen Jahres publiziert [4]. Sie sind in den Tabellen 1 bis 3 und den

Menopause Alter	Adjuvante medikamentöse Behandlung****
Prämenopause ER+	ZYT: CMF oder AC (± TAM?) (± Ovarablation/GnRH-Analoga?) alternativ*: Ovarablation (± TAM?) (GnR-Analoga?)
ER–	ZYT: CMF oder AC
Postmenopause ER+	TAM (± ZYT?)
ER–	ZYT: CMF oder AC (± TAM?)
Ältere*** ER+	TAM
ER–	TAM oder ZYT**: CMF oder AC (± TAM?)

TAM = Tamoxifen (20 mg tägl. p.o. für 5 Jahre)
ZYT = zytostatische Polychemotherapie: CMF = Cyclophosphamid + Methotrexat + 5-Fluorouracil
(z.B. 6 Zyklen: 600/40/600 mg/m² im Abstand von je 3 Wochen); AC = Adriamycin (oder Epirubicin) + Cyclophosphamid (z.B. 4 Zyklen: 60/600 mg/m² im Abstand von je 3 Wochen)
* = bei Ablehnung der ZYT
** = nur wenn volle Dosis toleriert wird (eher Chemotherapie vermeiden als niedrige Dosierungen verwenden)
(?) = nur in wissenschaftlichen Studien
*** = unscharf ist die Definition »Ältere« (> 70 Jahre bzw. nach »biologischem« Alter?)
**** = Näheres zur Durchführung der Therapie siehe bei [11]

*Tabelle 1: Adjuvante medikamentöse Behandlung bei Patientinnen **mit** Tumorbefall der axillären Lymphknoten.*

Abbildungen 1 und 2 zusammengefaßt. Die generelle Richtlinie ist, daß Patientinnen mit einem mammakarzinombedingten Mortalitätsrisiko von weniger als 10% in 10 Jahren keine Kandidatinnen für eine systemische adjuvante medikamentöse Therapie sind. Alle anderen können mehr oder weniger von einer solchen adjuvanten Therapie profitieren.

Eine Schematische Darstellung dieser Empfehlungen gibt die Abbildung 1. Bei den Patientinnen *ohne* Tumorbefall der axillären Lymphknoten werden 3 Risikogruppen unterschieden. Diese Klassifikation ist in der Tabelle 2 zusammengefaßt.

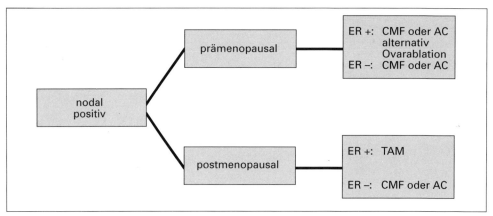

*Abbildung 1: Adjuvante medikamentöse Behandlung bei Patientinnen **mit** Tumorbefall der axillären Lymphknoten.*

Faktor	minimales oder niedriges Risiko	mittleres Risiko	hohes Risiko
Tumor*-Durchmesser	< 1 cm	1 bis 2 cm	> 2cm
Östrogen-Rezeptorstatus	positiv	positiv	negativ
histologischer Malignitätsgrad	G1**	G1 oder G2	G2 oder G3

*   Diese Einteilung gilt für invasive duktale Karzinome: die histologischen Typen rein tubulär, typisch medullär, kolloid, muzinös, papillär, cribriform haben eine günstige Prognose und werden *nicht* nach den hier aufgestellten Regeln adjuvant behandelt.
** Unklar ist die Bedeutung von G2 oder G3 bei Tumoren mit < 1 cm Durchmesser

*Tabelle 2: Definition der Risikogruppen bei Patientinnen **ohne** Tumorbefall der axillären Lymphknoten.*

Menopause Alter	Adjuvante medikamentöse Behandlung**** bei		
	minimalem oder niedrigem Risiko	mittlerem Risiko	hohem Risiko
Prämenopause ER+	nichts (vs TAM?)	TAM (Ovarablation?) (GnRH-Analoga?) (ZYT?)	ZYT (± TAM?) (Ovarablation?) (GnRH-Analoga?)
ER–	(nicht zutreffend)	(nicht zutreffend)	ZYT
Postmenopause ER+	nichts (vs TAM?)	TAM	TAM (± ZYT?)
ER–	(nicht zutreffend)	(nicht zutreffend)	ZYT (± TAM?)
Ältere*** ER+	nichts (vs TAM?)	TAM	TAM
ER–	nichts (vs TAM?)	TAM	TAM oder ZYT** (± TAM?)

TAM = Tamoxifen
ZYT = zytostatische Polychemotherapie (auf CMF-Basis)
* = Die histologische Untersuchung von mindestens 10 axillären Lymphknoten ist für eine relevante Aussage erforderlich
** = nur wenn volle Dosis toleriert wird (eher Chemotherapie vermeiden als niedrige Dosierungen verwenden)
(?) = nur in wissenschaftlichen Studien
*** = unscharf ist die Definition »Ältere« (> 70 Jahre bzw. nach »biologischem« Alter?)
**** = Näheres zur Durchführung der Therapie siehe Tabelle 1 und bei [11]

Tabelle 3: Adjuvante medikamentöse Behandlung bei Patientinnen **ohne*** Tumorbefall der axillären Lymphknoten.

Eine Schematische Darstellung dieser Empfehlungen gibt die Abbildung 2.

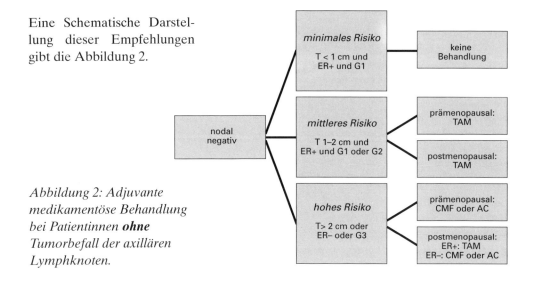

Abbildung 2: Adjuvante medikamentöse Behandlung bei Patientinnen **ohne** Tumorbefall der axillären Lymphknoten.

»Klassische« Prognosefaktoren

Bei der Durchsicht der Tabellen 1 bis 3 und der Abbildungen 1 und 2 wird eindeutig klar, daß von der internationalen Konsensus-Konferenz *nur* die klassischen Prognosefaktoren als Grundlage für eine Indikationstellung zur adjuvanten Hormon- oder Chemotherapie dienen. Dies ist die eindeutige Sachlage für die Situation außerhalb klinischer und/oder wissenschaftlicher Studien. Deshalb sind diese »klassischen« Prognosefaktoren in der Tabelle 4 nochmals zusammengestellt.

Faktor (Abkürzung)	Definition	Bewertungskriterien
pT	Tumordurchmesser	Maximalwert angegeben in cm, Tumorfreiheit bzw. -infiltration der Resektionsränder
pN	Lymphknotenstatus	Anzahl der tumorbefallenen axillären Lymphknoten (mit Angabe der Anzahl der histologisch untersuchten Lymphknoten), Bezug zur Umgebung (Kapseldurchbruch, Invasion)
G	histologischer Typ und Malignitätsgrad (»Grading«)	Kernreife, Differenzierung, Nekrosen, histologischer Subtyp, lymphatische/vaskuläre Invasion
R (ER, PR)	Hormonrezeptorstatus	Östrogenrezeptoren (ER), Progesteronrezeptoren (PR), Bestimmung biochemisch quantitativ oder immunhistochemisch semiquantitativ
Alter	Menopausenstatus	Prämenopause, Postmenopause bei anamnestisch unklaren Fällen Hormonanalyse (FSH, LH, E2)

Tabelle 4: »Klassische« Prognosefaktoren zur Beurteilung der adjuvanten Situation bei Patientinnen mit Mammakarzinom (außerhalb klinisch-wissenschaftlicher Studien).

»Neue« Prognosefaktoren

In den letzten Jahren wurden mehr als 100 neue biochemische, genetische und proliferationsabhängige Faktoren in oder auf menschlichen Mammakarzinomzellen charakterisiert, die z.T. auch als »Tumormarker« an das Blut abgegeben werden. Viele dieser Faktoren korrelieren mehr oder weniger mit der Prognose der Erkrankung (Metastasierungsrisiko, Progressionsgeschwindigkeit, »Aggressivität« der Erkrankung). Die Tabelle 5 zeigt eine (sicher unvollständige) Zusammenstellung bekannter Faktoren mit prognostischer Relevanz.

AGNOR	EGF-like activity	micrometastases	proliferation
androgen-Rec.	EGF-rec.	microvessels	proteases
angiogenesis	elastosisendothelin	mitotic index	protein-thyrosine-kinase
aneuploidy	(ET-1)	M-PLA(2)	(PTK)
aromatase	factor-i	neovascularisation	pS2
BCEI	FGF	oncogene-coexpression	PSA
bcl-2	glycoproteins	p21	serine proteases
BRCA 1–4	growth-factors	p24	S-Phase
CA 15–3	Ha-ras	p53-gene/-protein	TGF-alpha/-beta
CAMP-binding	Her2/neu	p170	thymidine-kinase (TK)
cathepsin B, D	HPA (lectin-binding)	p185	TLI (LI)
CD 44v6	HSP-27/70/90	PCNA	TNF
CEA	IGF-1	PDGF	t-PA
c-erbB2	Ki-67	phosphothyrosine (PT)	TPA
c-fos	laminin(-rec.)	PKC	transferrin-receptor
c-myc	LI (TLI)	plasminogen-activator (PA)	tumor-cell-embolism
cyclins	LOH	PA-inhibitor (PAI-1)	uPA-(-rec.), pro-uPA
cysteine-proteases	MDR	ploidy	urokinase
DNA-cytometry	metalloproteases	PMN-E	urinary testosterone
EGF	MIB-1	prolactin(-rec.)	WAF-1

Tabelle 5: Auswahl von Faktoren mit möglicher prognostischer Relevanz beim Mammakarzinom (die Tabelle nennt 80 Faktoren, einige Nennungen sind Synonyme, es handelt sich um ca. 60 unterschiedliche Faktoren).

Inwieweit eine vermutete oder sicher festgestellte prognostische Relevanz von Bedeutung für eine therapeutische Differentialindikation im klinischen Alltag außerhalb wissenschaftlicher Studienprogramme ist, muß aber für die einzelnen Faktoren erst noch geklärt werden. Präliminäre Hinweise, die meist aus retrospektiven Analysen stammen, existieren bereits (siehe Tabelle 6). Vor einer Übertragung dieser Informationen in die tägliche Praxis müssen sie jedoch durch konfirmatorische, prospektive Studien erhärtet werden.

Prognostische Faktoren (Tumor – Charakteristika)	Effektivität der Behandlung	
	Endokrine Behandlung	Zytostatische Behandlung
hohe SPF (S-Phasen-Fraktion)	besser	besser
niedriger TLI (Thymidine-Labeling-Index)	besser	–
hohe TK (Thymidin-Kinase-Aktivität)	–	besser
hoher t-PA (Tissue-Plasminogen-Aktivator)	besser	–
hohes Kathepsin D	besser	–
hoher uPA (Urokinase-Typ-Plasminogen-Aktivator)	schlechter	–
hoher PAI-1 (Plasminogen-Aktivator-Inhibitor -1)	schlechter	–
bcl-2 (erhöhte Onkoprotein-Akkumulation)	besser	besser
p53 (erhöhte Onkoprotein-Akkumulation)	besser	besser
c-erbB2 (erhöhte Onkoprotein-Akkumulation: p185, p105)	schlechter	schlechter
EGF-R (erhöhte Expression des Epidermal-Growth-Factor-Rezeptors)	schlechter	–
TGF-α (erhöhte Expression des Transforming Growth Factor-alpha)	schlechter	–

Tabelle 6: Hinweise zur Abhängigkeit der Therapie-Effektivität von »neuen« Prognosefaktoren in der adjuvanten und palliativen Situation bei Patientinnen mit Mammakarzinom.

Sollen »neue« Prognosefaktoren routinemäßig bestimmt werden?

Als Consensus der »EORTC Receptor and Biomarker Study Group« (Stockholm 1995) wird für die Zukunft die Bestimmung folgender klinischer und tumorbiologischer Prognosefaktoren empfohlen: Tumorgröße, Nodalstatus, Grading, Hormonrezeptorstatus, S-Phase-Fraktion (alternativ Ki-67/MIB-1), PAI-1/uPA.

Offen ist die Frage, mit welchen Begründungen diese Empfehlungen für S-Phase-Fraktion (Ki-67, MIB-1) und PAI-1/uPA untermauert sind und für welche tumorrelevante Situation sie gelten (für alle? routinemäßig? nur in Studien?).

Es steckt wenig objektiv nachvollziehbare Logik in folgender Situation: Einerseits laufen derzeit prospektive kontrollierte klinische Studien, in denen der Stellenwert bestimmter neuer Prognosefaktoren bezüglich der Indikationsstellung zur adjuvanten systemischen medikamentösen Therapie beim Mammakarzinom erarbeitet werden soll. Andererseits wird die Bestimmung gerade dieser Faktoren empfohlen.

Wenn man jetzt schon genau wüßte, daß bestimmte Faktoren für die Therapieführung bei Patientinnen mit definierten Krankheitscharakteristika bei einer Mammakarzinomerkrankung unbedingt notwendig sind, müßten diese Faktoren konsequenterweise bei allen diesen Kriterien entsprechenden Patientinnen bestimmt werden. Dann müßten aber auch die laufenden randomisierten Studien, in denen die differentialtherapeutische Relevanz dieser Faktoren nach wie vor randomisiert untersucht wird, *aus ethischen Gründen sofort geschlossen* werden (z.B. Stratifikation aufgrund der Aktivität von uPA oder PAI-1 und dann Randomisierung in adjuvante medikamentöse Therapie bzw. nur Beobachtung ohne spezielle adjuvante Therapie)!

Damit muß die in der Überschrift zu diesem Kapitel gestellte Frage für die Situation außerhalb von klinischen und/oder wissenschaftlichen Studien ganz klar mit *nein* beantwortet werden. Die »Scientific Community« hat aber selbstverständlich die Verpflichtung, am Thema weiterzuarbeiten! Vielleicht ergeben sich in der Zukunft praxisrelevante Ergebnisse?

Ziemlich eindeutige Antworten werden auch in der neueren Literatur an zwei Stellen gegeben (Tabellen 7 und 8):

Indikatoren	Beispiele
Proliferationsindikatoren	Thymidin-Labeling-Index, S-phase, Ki-67, MIB-1 DNS-Ploidie, Topoisomerase II, Thymidylat-Synthase
Wachstumsfaktoren Wachstumsfaktor-Rezeptoren	Epidermal-Growth-Factor-Rezeptor (EGF-R) Insulin-like Growth Factor (IGF) Transforming Growth Factor (TGF-α/β)
Infiltrationspotential	Urokinase-Typ-Plasminogen-Aktivator (uPA) Plasminogen-Aktivator-Inhibitor (PAI-1) Lamininrezeptor, Stromelysin-3
(Neo)Angiogenese Angiogenesefaktoren	Blutgefäßdichte im Tumorgewebe Vascular Endothelial Growth Factor (VEGF)
Überexpression von Onkogenen	Her-2/neu (c-erbB2), int-2, c-myc
Mutation von Tumorsuppressorgenen	p53

Tabelle 7: Entsprechend der Publikation des St. Gallen-Consensus 1995 zur adjuvanten Therapie nach Operation eines Mammakarzinoms ist die Bestimmung der in der Tabelle aufgeführten Faktoren nur im Rahmen klinischer Studien zur Ermittlung des Ansprechpotentials vorzunehmen [5].

Indikatoren	Kommentare der ASCO 1996
Hormonrezeptoren Östrogenrezeptoren (ER) Progesteronrezeptoren (PR)	im Primärtumor immer bestimmen in Rezidiven/Metastasen nur bestimmen, wenn das Ergebnis zu einer Änderung der Therapie führen kann
Ca 15-3, CEA, Kathepsin D DNA-Index, DNA-Flußzytometrie p53 Tumorsuppressorgen HER-2/neu (c-erbB2) Genamplifikation bzw. Überexpression	keine Indikation zur Durchführung dieser Tests außerhalb wissenschaftlicher Studien
alle anderen Faktoren	nicht genannt (also sicher keine positive Empfehlung zur Durchführung der Tests außerhalb wissenschaftlicher Studien)

Tabelle 8: Festlegungen der American Society of Clinical Oncology (ASCO) in ihren »Guidelines« 1996 [1].

Wege zur hochdosierten Chemotherapie mit supportiver Reinfusion autologer Blut-Stammzellen (PBSC) bzw. -Progenitorzellen (PBPC)

Dort wo entsprechend den Tabellen 1 und 3 bzw. den Abbildungen 1 und 2 die Indikation für eine adjuvante Chemotherapie besteht, ist CMF bei nodalnegativen [13] und nodalpositiven Erkrankungsstadien mit wenig ausgedehntem Lymphknotenbefall (1–3 tumorinfiltriert) wirksam [3]. Bei diesen ausgewählten Untergruppen kann man nach einer 10- bis 20jährigen Nachbeobachtungszeit bis zu 30% mehr Überlebende erwarten als ohne adjuvante Chemotherapie. Eine Erweiterung der Chemotherapie (z.B. mit Adriamycin) bringt hier keine weitere Verbesserung der Ergebnisse [9].

Wenn mehr als 3 axilläre Lymphknoten tumorbefallen sind, gilt heute die sequentielle Kombinationsbehandlung mit einem Anthrazyklin (oder einer Anthrazyklin enthaltenden Kombination) gefolgt von CMF als ein effektives Protokoll, das bei dieser prognostisch ungünstigen Gruppe zu einer 10-Jahres-Überlebenserwartung von 56% führt [2]. Jedoch stößt auch diese Therapieform an ihre Wirksamkeitsgrenzen, wenn 10 oder mehr Lymphknoten in der Axilla tumorbefallen sind.

Für die prognostisch sehr ungünstige Gruppe der Patientinnen mit 10 oder mehr tumorinfiltrierten axillären Lymphknoten stellt sich daher die Frage nach einer effektiven adjuvanten Chemotherapie. Da man von einer Dosis-Wirkungs-Beziehung in Abhängigkeit von der primär vorhandenen Tumormasse ausgeht, stellt sich die Frage nach der Effektivität der Hochdosis-Chemotherapie. Im Vergleich zur normalerweise verabreichten »Solldosis« kann unter dem Schutz von knochenmarkstimulierenden Faktoren (G-CSF) und der Reinfusion zuvor mittels Zellseparation gewonnener und zwischenzeitlich kryokonservierter autologer Blut-Stammzellen bzw. -Progenitorzellen die Zytostatikadosis weit in stark knochenmarktoxische (»myeloablative«) Bereiche erhöht werden. Die Abbildungen 3 und 4 zeigen schematisch die Dosierungsstufen und den Ablauf der Hochdosis-Therapie. Man versucht bei höherer Dosierung eine größere Antitumorwirkung zu nutzen, unter Inkaufnahme verstärkter Toxizitäten. Nach der Rücktransfusion der autologen blutbildenden Zellen kann bereits nach ca. 10 Tagen mit einer ausreichenden Proliferation der blutbildenden Elemente im Knochenmark und einer Rekonstitution des peripheren Blutbildes gerechnet werden. Diese supportive Maßnahme kann jedoch nur vor der gesteigerten Knochenmarktoxizität schützen, so daß die übrige Organtoxizität dosislimitierend wird. Dabei gibt es noch eine ganze Reihe offener Fragen (siehe Tabelle 9), die in weiteren kontrollierten klinischen Studien bearbeitet werden müssen.

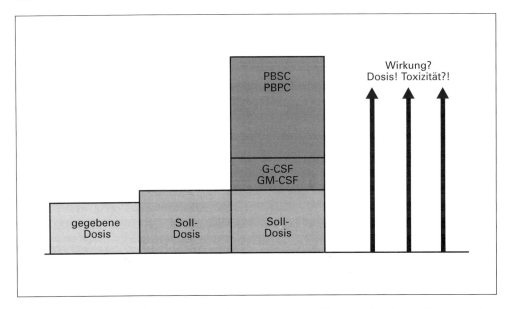

Abbildung 3: Möglichkeiten der Dosissteigerung von Zytostatika durch Kombination verschiedener supportiver Maßnahmen: G-CSF = Granulozyten stimulierender Faktor, GM-CSF = Granulozyten/Makrophagen stimulierender Faktor, PBSC = periphere Blut-Stammzellen, PBPC = periphere Blut-Progenitorzellen,

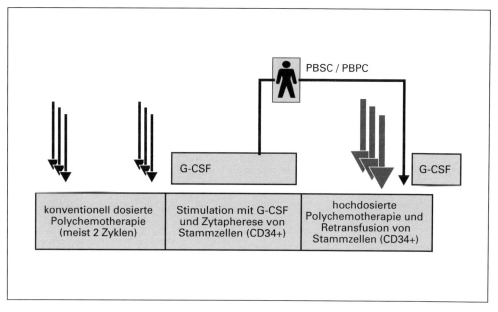

Abbildung 4: Schematischer Ablauf einer Hochdosis-Chemotherapie.

Offene Fragen zur adjuvanten Hochdosis-Chemotherapie beim Mammakarzinom

- Überlebenschancen im Vergleich zur *optimalen* konventionellen Chemotherapie
- Definition der Hochrisikopatientinnen (z.B. Anzahl befallener axillärer Lymphknoten)
- Wertigkeit anderer Prognosefaktoren (z.B. c-erbB2-Expression, inflammatorische Karzinome)
- Optimierung des Chemotherapieschemas
- sequentielle Behandlungszyklen (Anzahl)
- Optimierung der supportiven Maßnahmen
- zusätzliche Hormontherapie
- zusätzliche Strahlentherapie
- kontaminierende Tumorzellen (»Purging«)
- In-vitro-Expansion von Stammzellen
- Induktion einer autologen »Graft-versus-Tumor«-Reaktion
- sekundäre maligne Erkrankungen (Leukämien, Myelodysplasien, solide Tumoren)
- Kosten-Nutzen-Relation

Tabelle 9: Offene Fragen zur Hochdosis-Chemotherapie mit supportiver Stammzell/Progenitorzell-Reinfusion [7, 8].

Die bisherigen vorläufigen Ergebnisse aus nichtrandomisierten Phase-I/II-Studien faßt die Abbildung 5 zusammen und vergleicht sie mit der 5-Jahres-Überlebensrate von historischen »Kontrollgruppen«. Wenn sich der vermutete Trend in prospektiven Studien bestätigen würde, hätten die Patientinnen mit vielen befallenen Lymphknoten und damit schlechter Prognose deutlich bessere Überlebenschancen nach einer Hochdosis-Chemotherapie. Randomisierte Studien zum *Vergleich mit der besten zur Zeit bekannten adjuvanten Chemotherapie* sind erforderlich, da in den bisher vorliegenden nichtrandomisierten Pilotstudien eine unbewußte Selektion besonders günstiger Untergruppen nicht ausgeschlossen ist [10, 12]. Solche Studien werden weltweit durchgeführt. In Deutschland laufen derzeit 4 große Studien (siehe Abbildung 6), die alle als Kontrollarm die vermutlich beste konventionelle sequentielle Polychemotherapie gewählt haben: eine Modifikation der von Bonadonna [2] publizierten Adriamycin → CMF-Sequenz. Allerdings liegen über diese Modifikation (EC → CMF) keine abschließend publizierten Ergebnisse vor.

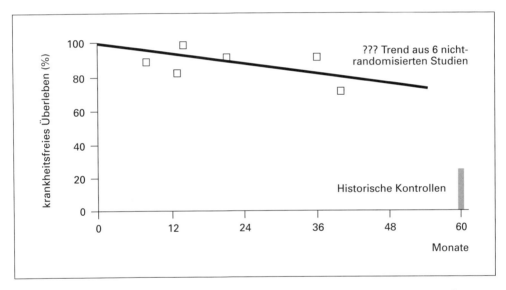

Abbildung 5: Vorläufige Ergebnisse aus nichtrandomisierten Phase-I/II-Studien zur adjuvanten Hochdosis-Chemotherapie bei Hochrisiko-Patientinnen mit Mammakarzinom [modifiziert nach 6].

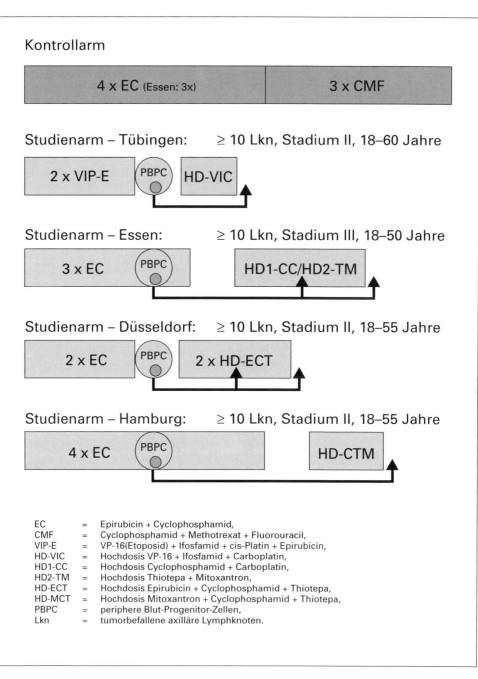

Abbildung 6: In Deutschland laufende randomisierte Phase-III-Studien zur adjuvanten Hochdosis-Chemotherapie bei Hochrisiko-Patientinnen mit Mammakarzinom (alle Studienarme ggf. mit Radiotherapie bzw. GnRH-Analoga/Tamoxifen).

Literatur

1. *American Society of Clinical Oncology:*
   Clinical practice guidelines for the use of tumor markers in breast and colorectal cancer.
   J. Clin. Oncol. *14*, 2843–2877 (1996).
2. *Bonadonna, G., Zambetti, M., Valagussa, P.:*
   Sequential or alternating doxorubicin and CMF regimens in breast cancer with more than three positive nodes – ten-year results.
   JAMA: J. Amer. Medical. Assoc. *273*, 542–547 (1995).
3. *Bonadonna, G., Valagussa, P., Moliterni, A., Zambetti, M., Brambilla, C.:*
   Cyclophosphamide, methotrexate, and fluorouracil in node-positive breast cancer – the results of 20 years of follow-up.
   N. Engl. J. Med. *332*, 901–906 (1995).
4. *Goldhirsch, A., Wood, W.C., Senn, H.J., Glick, J.H., Gelber, R.D.:*
   Meeting highlights – international consensus panel on the treatment of primary breast cancer.
   J. Natl. Cancer Inst. *87*, 1441–1445 (1995).
5. *Goldhirsch, A., Castiglione-Gertsch, M.:*
   Adjuvant system therapy for breast cancer.
   Arch. Gynecol. & Obstetrics *256* (Suppl. S), S93–S103 (1995).
6. *Haas, A., Possinger, K.:*
   Hochdosistherapie beim Mammakarzinom.
   Intensivmedizin im Dialog Sonderheft Onkologie, Dezember 1995, 5–8.
7. *Kanz, L., Brugger, W.:*
   Hochdosischemotherapie beim Mammakarzinom.
   Onkologe *1*, 229–232 (1995).
8. *McCauley, D.L.:*
   High-dose chemotherapy with stem-cell rescue for the treatment of breast cancer.
   Amer. J. Health-System Pharm. *53*, 521–534 (1996).
9. *Moliterni, A., Bonadonna, G., Valagussa, P.:*
   Operable breast cancer with1 to 3 positive axillary nodes: 10-year results of adjuvant CMF plus or minus adriamycin. Adjuvant Therapy of Primary Breast Cancer, 5th International Conference, St. Gallen/Schweiz, 01.–04.03.1995, Abstract Nr. P 71.
10. *Rahman, Z., Frye, D., Buzdar, A., Hortobagyi, G.:*
    A retrospective analysis to evaluate the impact of selection process for high-dose chemotherapy (HDCT) on the outcome of patients (PT) with metastatic breast cancer (MBC). ASCO-Meeting 1995, Abstract Nr. 78
11. *Sauer, H. (Herausg.):*
    Diagnostik, Therapie und Nachsorge – Mammakarzinome. Schriftenreihe des Tumorzentrum München, 6. Auflage, 1996.
12. *Schmoor, C., Schumacher, M.:*
    High-dose chemotherapy as adjuvant treatment for breast cancer – some statistical arguments.
    Onkologe *19*, 78–80 (1996).
13. *Zambetti, M., Valagussa, P., Bonadonna, G.:*
    Adjuvant cyclophosphamide, methotrexate and fluorouracil in node-negative and estrogen receptor-negative breast cancer – updated results.
    Ann. Oncol. *7*, 481–485 (1996).

Prognostische Bedeutung der p53-Antigenexpression bei Mammakarzinomen

W.B. Nathrath

p53-Wildtyp als adaptiver Zellharmonisierer

p53 ist ein ubiquitäres, normales (»Wildtyp«), DNS bindendes Phosphoprotein (53 kd, 393 Aminosäuren) der Säugerzellkerne. Es wird von dem Tumorsuppressorgen TP53 kodiert, das auf dem Chromosom 17p13.1 lokalisiert ist (zur Literatur siehe auch [31]). Dieses Genprodukt wird durch DNS-Schäden im Zellkern aktiviert mit dem Ziel, als »Wächter des Zellzyklus« die genetische Stabilität zunächst der einzelnen Zelle und damit der zugehörigen Zellpopulation zu erhalten [23; 25]. Dazu unterbricht p53 durch direkte oder indirekte Blockade der Kontrollpunkte der G1- und auch der G2/M-Phase den Zellzyklus und damit Zellteilung und Zellvermehrung, bis der DNS-Schaden repariert oder bis eine Zelle mit irreparablem Schaden durch Apoptose ausgeschieden ist [20; 38]. Wie eine Genschädigung bewirkt auch die Verkürzung der chromosomalen Telomere von einem kritischen Zeitpunkt ihres lebenslangen progressiven Abbaus an eine p53-Aktivierung, dadurch Beendigung reparativer/regenerativer Zellteilungen und dadurch schließlich das normale altersbedingte Ende der einzelnen Gewebe des Körpers, weshalb p53 den Zusatztitel »Wächter des Alterns« erhielt [44]. Wegen seiner Fähigkeit, Wachstum zu kontrollieren und ewiges Zellwachstum zu verhindern, führt der Wildtyp p53 auch die Bezeichnung »Tumorsuppressor«.

Neben Genschädigungen sind in letzter Zeit als weitere Auslöser einer p53-Aktivierung insbesondere Zytokine, Hypoxie und andere metabolische Veränderungen erkannt worden. Alle Signale, die auf unterschiedlichen Wegen zu jeweils verschiedenartigen Aktivierungen des p53-Wildtyps führen können, lassen sich auf den gemeinsamen Verständnisnenner »Zellstreß« bringen. Entsprechend wird p53 zur Zeit umfassend als zentraler Integrator verschiedenster zellulärer Streßsituationen verstanden, der die Aufgabe hat, eine betroffene Zellpopulation an diese Belastungen anzupassen, in ihr eine adaptive Harmonisierung zu bewirken [20].

p53-Veränderungen

Veränderungen des p53-Wildtypgens selbst, am häufigsten durch Virus oder Mutation (»mutierter Typ«), führen zum Verlust der obengenannten p53-Kontrollfunktionen und deshalb in der jeweils betroffenen Zellpopulation zur Häufung von Genschäden, zu genetischer Instabilität und enthemmtem Wachstum. Die genetische Veränderung von p53 bedeutet eine entscheidende, bei den meisten Tumoren eine späte Stufe in der vielstufigen Entwicklung zum aggressiven, metastatischen Tumor [18]. Häufig geht dieser Verlust der Tumorsuppressorfunktion mit einer Stabilisierung, dadurch einer Verlängerung der – beim Wildtyp nur sehr kurzen – Halbwertzeit und dadurch mit einer Akkumulation des p53-Moleküls im Zellkern zu solcher Menge einher, daß es im Gegensatz zum Wildtyp immunhistologisch nachweisbar wird [19; 44] (Abbildung 1). Die Beobachtung, daß Genschädigung und immunhistologische Akkumulation des p53 bei aggressiven häufiger als bei weniger aggressiven Tumoren vorkommen, löste zahlreiche Untersuchungen zur prognostischen Relevanz des veränderten p53 aus.

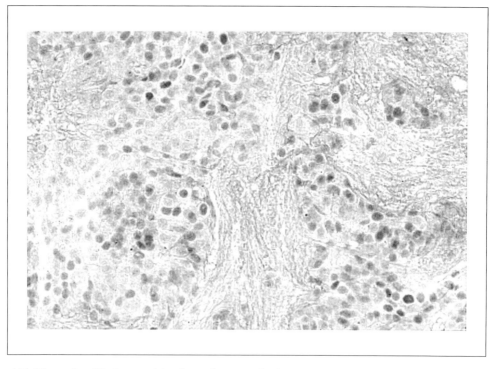

Abbildung 1: p53; immunhistologische spezifische Färbung (hier dunkelgrau wiedergegeben) im Kern von Zellen eines invasiv-duktalen Mammakarzinoms mit dem polyklonalen p53-Antikörper CM1 [28] in einer Verdünnung 1:800.

p53-Veränderungen als Tumor-Prognosefaktor: Uneinheitliche Studien

Die Arbeiten zu diesem Thema untersuchen die postoperativen Verläufe der Patienten mit p53-»positivem« gegenüber denen mit p53-»negativem« Tumor. Leider stößt die Absicht, aufgrund solcher Studien eine Konsensus-Aussage über den prognostischen Wert des »mutierten p53-Typ« machen zu können, auf das Problem, daß die Untersuchungen selbst bei Einschränkung auf nur einen einzelnen Tumortyp – hier das Mammakarzinom – kaum miteinander vergleichbar sind. Die Publikationen sind praktisch auf allen Ebenen unterschiedlich, besonders bei der Auswahl und Anzahl der Patienten, bei den p53-Nachweismethoden, bei der Asservierung des Tumorgewebes, bei der Interpretation und statistischen Analyse der Daten.

Bei der Auswahl und Anzahl der Patientinnen finden sich große Unterschiede; mehrere Mammakarzinom-Studien berichten nur über N_0-Patientinnen [1; 3; 6; 8; 17; 21; 22; 33; 35; 36].

Je größer die Anzahl der in einer Studie untersuchten Fälle, desto größer ist die Wahrscheinlichkeit, daß p53 zum Prognosefaktor wird: 13 von 14 Publikationen mit jeweils mehr als 200 Tumorfällen fanden p53 als Prognosefaktor, während 10 von 16 Studien mit kleinen Fallzahlen (max. 50) den prognostischen Wert von p53 nicht nachweisen konnten [12]. Dieses zeigt die Notwendigkeit großer Studien, in denen sowohl ausreichend große Untergruppen (z.B. lymphknotennegative Mammakarzinom-Patientinnen) gebildet als auch Multivarianzanalysen zur Prüfung der Unabhängigkeit des p53 von anderen Prognosefaktoren durchgeführt werden können.

Die Definition der p53-positiven Fälle beruht in einigen Arbeiten auf dem Mutationsnachweis an »hot spots« in der Zentraldomäne des Tp53-Gens; dazu werden häufig der Nachweis des »single stranded conformation polymorphism« (SSCP) und die »denaturant grading gel electrophoresis« verwendet, die ihrerseits jeweils von Untersucher zu Untersucher variiert werden können. Es ist schwer festzustellen, ob widersprüchliche Ergebnisse von Untersuchungen durch die Anwendung der einen oder anderen dieser Methoden bedingt sind: in einer Untersuchung von 200 lymphknotennegativen Mammakarzinomen war die p53-Mutation mit der SSCP-Methode ein unabhängiger prognostischer Faktor [13], hingegen fand sich bei einer Untersuchung von 196 Mammakarzinomen mittels DGGE die p53-Mutation ohne prognostischen Wert [9].

Einzelne Untersuchungen benutzen die Kombination aus immunhistologischer p53-Anhäufung und Genmutation zusammen als p53-Veränderung zur Bestimmung dieses prognostischen Wertes [2].

Die meisten Untersuchungen stützen sich allerdings nur auf den immunhistologischen p53-Akkumulationsnachweis. Es ist inzwischen aber klar, daß die Genmutation und immunhistologisch faßbare Molekül-Akkumulation des p53 keineswegs konkordant sind [39], sondern daß sowohl Mutationen ohne immunhistologische Reaktivität als auch immunhistologische Aktivität ohne Mutationen auftreten [19; 26]. So kann vermehrte Expression des normalen Wildtyps p53 auch physiologisch, ohne Mutation, als Antwort auf die obengenannten Zellstreß-Signale vorkommen [32].

Die immunhistologische p53-Nachweisbarkeit ist unterschiedlich bei verschiedenen Fixationszuständen eines Gewebes und abhängig vom Fixationsmittel, von der Fixationsdauer und von der Anwendung verschiedener Demaskierungsmethoden, einschließlich der Mikrowellenvorbehandlung [15; 19; 37].

Weiter unterscheiden sich die Studien in der Verwendung unterschiedlicher Antikörper in sehr unterschiedlicher Konzentration. Von den ca. 25 definierten, überwiegend monoklonalen p53-Antikörpern werden mindestens 12 verschiedene Epitope auf dem p53-Molekül des Menschen erkannt [20]: Beispielsweise erkennt der monoklonale Antikörper D01 nur den Molekülabschnitt mit den Aminosäuren 20–25, während von dem polyklonalen Antikörper CM1 zahlreiche Epitope des p53-Moleküls zugleich erfaßt werden [28; 41]. So erzielen verschiedene p53-Antikörper in einer Tumorpopulation unterschiedliche Ausbeuten an p53-Reaktivitäten [42; 43].

Auswertung von Mammakarzinom-Studien mit p53 als Prognosefaktor

Am häufigsten verwendet wurde bei den Mammakarzinom-Untersuchungen der Antikörper 1801 [1; 2; 6; 7; 8; 10; 16; 17; 30; 35; 36; 40], allerdings in Verdünnungen zwischen 1:50 [35; 36] und 1:4000 [8; 40], andere Antikörper waren CM1, D01, D07 [4; 21; 33; 34].

Auch die Interpretation und Auswertung der immunhistologischen Färbungen wird in den Publikationen unterschiedlich gehandhabt, d.h. überwiegend mikroskopisch geschätzt, vereinzelt mittels Bildanalyse ausgewertet [10]. Die Grenze zwischen Positivität und Negativität eines Tumors variiert zwischen »Reaktion in >0« und »in mindestens 25% der Tumorzellen«; in manchen Arbeiten ist die Grenze nicht genau definiert oder sie wird erst aufgrund der maximalen prognostischen Signifikanz aus den klinischen Ergebnissen festgelegt.

Schließlich wird unter prognostischem Wert nicht immer dasselbe verstanden; es wird überwiegend die postoperative rezidivfreie und/oder die gesamte Überlebenszeit, aber auch die krankheits- oder metastasenfreie Überlebenswahrscheinlichkeit (overall-, relaps-, disease- und metastasis-free-survival) bewertet [13; 16; 17; 27].

Aufgrund der wichtigsten Arbeiten zum prognostischen Wert der p53-Änderung bei Mammakarzinomen sollen im folgenden die p53-Korrelation mit anderen Faktoren, p53 in den univariaten und in den multivariaten Prognose-Analysen und schließlich einige Gesichtspunkte für die mögliche zukünftige Bedeutung von p53 bei der prognostischen Bewertung von Mammakarzinomen zusammengestellt werden.

p53-Korrelationen

Versucht man trotz der oben aufgeführten großen Uneinheitlichkeit der verschiedenen Untersuchungen einen Vergleich, so findet sich Übereinstimmung darin, daß p53-Akkumulation in Tumoren häufig und signifikant mit niedriger Hormonrezeptor-, besonders Östrogenrezeptor-Expression korreliert [1; 2; 3; 4; 8; 22; 30; 34; 35; 40], mit niedrigem Tumordifferenzierungsgrad (G III) [3; 4; 8; 11; 22; 34; 40], mit großem Tumordurchmesser [2; 3; 22; 24; 30], mit niedrigem Patientenalter [1; 3; 34], mit axillärem Lymphknotenbefall [2; 11; 30], mit hoher Proliferationsrate des Tumors, gemessen als Mitose-Index, S-Phase-Fraktion, Ki 67-Reaktivität oder 3H-Thymidin-Aufnahme [1; 4; 8; 16; 22; 24; 34; 35], mit der immunhistologischen Expression von C-erbB2 [2; 22; 30], von EGFR [16], von Vimentin [11] und von wenig bcl2-Antigen [3; 36].

p53 in univariaten Analysen

Diese beziehen sich am häufigsten auf die rezidivfreie Überlebenszeit und zeigen für diese bei p53-Akkumulation eine signifikante Verkürzung [2; 4; 6; 16; 17; 21; 33; 35; 36], in einigen Studien aber auch keine signifikante Beziehung [3; 8; 34]. Häufig zeigten Patientinnen mit p53-positiven Primärtumoren auch eine signifikante Verkürzung des Gesamtüberlebens [2; 4; 6; 7; 16; 17; 22; 33; 34; 35; 36], seltener keine prognostische Signifikanz für die Lebenszeitverkürzung [3; 8; 16]. In den Studien, in denen p53-Expression signifikant mit der Verkürzung des rezidivfreien oder gesamten Überlebens assoziiert war, teilte es die prognostische Aussagefähigkeit mit anderen Faktoren, insbesondere mit dem Lymphknotenbefall, dem negativen Hormonrezeptorstatus, hohem Malignitätsgrad, großem Tumordurchmesser, hoher Proliferationsrate [2; 3; 4; 6; 17; 35].

p53 in multivariaten Analysen

p53 blieb in einigen Untersuchungen auch bei Multivarianz-Vergleich als unabhängiger Prognosefaktor signifikant mit verkürztem rezidivfreiem Überleben assoziiert [1; 2; 6; 17; 33; 35; 36; 40], wurde aber häufig durch andere Faktoren aus der Prognose-Signifikanz verdrängt, z.B. durch den Lymphknotenbefall [4; 16], den sogenannten Nottingham-Prognose-Index aus Mitoserate, Kerngraduierung und Tubulusformation [3], durch großen Tumordurchmesser [3; 4], PAI-1 [21] oder durch eine große S-Phase-Fraktion [16; 21].

Schließlich blieb p53-Akkumulation als Prognosefaktor auch für ein verkürztes Gesamtüberleben nur in wenigen Studien ein eigenständiger signifikanter Faktor [2; 6; 33; 35; 36], während es in den meisten Arbeiten ebenfalls durch stärkere Faktoren verdrängt wurde, insbesondere durch Lymphknotenbefall [4; 7; 11; 34; 40], durch großen Tumordurchmesser [4; 7; 11; 17; 22; 34; 40], durch geringen Differenzierungsgrad [11] und durch eine große S-Phase-Fraktion [22].

Bei den Studien, die nur N-negative Karzinomfälle untersuchten, konnte sich p53-Akkumulation relativ häufig als Prognosefaktor für das rezidivfreie Überleben [1; 6; 17; 33; 35; 36] und für das Gesamtüberleben [6; 33; 34; 35; 36] halten, wurde nur in wenigen Studien verdrängt durch: großen Tumordurchmesser [17; 22], eine große S-Phase-Fraktion [22] oder die hohe Dichte kleiner Gefäße im Tumor [17].

Es ist meist kaum zu erkennen, wodurch p53-Akkumulation in einigen Arbeiten einen prognostischen Wert auch in Varianzanalysen beibehält und in anderen verliert. In einzelnen Studien, in denen sich auch in den Multivarianzanalysen p53-Akkumulation als signifikanter Prognosefaktor hält, fällt immerhin auf, daß der Anteil der p53-positiven Karzinome mit 44 und 52% [1; 35; 36] im Vergleich zu den meisten anderen Studien – mit Werten um 20% – sehr hoch liegt. Als entscheidender Gesichtspunkt ist aber festzuhalten, daß in fast allen diesen Studien mit unabhängigem p53-Prognosefaktor dessen Signifikanz nur schwach ist im Vergleich zu den klassischen Prognosefaktoren wie Lymphknotenstatus, Größe und Differenzierungsgrad eines Tumors [2; 6; 34; 40] und daß p53 die herkömmlichen Faktoren weder ersetzen noch zusätzliche Krankheitsverläufe voraussagen kann.

Insgesamt erweist sich somit in den Mammakarzinom-Studien, die Multivarianzanalysen durchführten, p53 nur als ein schwacher Prognosefaktor, der im Vergleich zu den etablierten Prognosefaktoren keine zusätzliche prognostische Information erbrachte [34]. Somit ergibt sich z.Zt. keine Indikation, p53-Immunhistologie oder auch gentechnische Mutationsanalyse als Prognosefaktor in der Routinediagnostik von Mammakarzinomen zu untersuchen.

Ausblick

Dennoch folgt aus der zellbiologischen Bedeutung von p53 weiterhin die Berechtigung, p53 sowohl in Grundlagenuntersuchungen als auch in der Klinik, speziell in der Mammakarzinom-Diagnostik, zu einer Vielzahl von wichtigen Einzelfragen weiter in gut fundierten Studien zu untersuchen. Solche weiteren Untersuchungen sollten p53 mit anderen Onkogenen, deren Änderung bei der Karzinogenese früher als die von p53 auftritt, z.B. c-fos und Ha-ras, vergleichen [7].

Auch zeichnet sich aus einzelnen Untersuchungen eine prognostische Unterteilungsmöglichkeit von Karzinom-Untergruppen durch p53 ab. So fand sich bei östrogenrezeptorpositiven Mammakarzinomen eine signifikante Verkürzung des Gesamtüberlebens der Patientinnen, deren Primärtumoren p53-positiv gewesen waren [4], oder bei G2-Karzinomen mit p53-Akkumulation eine verschlechterte Prognose [3; 4].

Ferner bedarf die Bedeutung des p53-Status in den Primärtumoren einer Überprüfung in bezug auf deren Metastasierungsverhalten: Aus einer Studie stammt der Hinweis, daß bei den Patientinnen mit axillären Lymphknotenmetastasen seltener Knochenmetastasen auftraten, wenn das primäre Mammakarzinom p53-positiv war, während die Patientinnen mit axillären Lymphknotenmetastasen bei p53-negativem Primärkarzinom häufiger Knochenmetastasen aufwiesen [11].

Eines der derzeit wahrscheinlich wichtigsten Anwendungsgebiete wird die Überprüfung der p53-Expression von Mammakarzinomen in bezug auf deren therapeutische Ansprechbarkeit werden. Es gibt Hinweise, daß p53-positive Mammakarzinome besser auf adjuvante Therapien ansprechen als p53-negative Mammakarzinome [5; 14; 24; 29; 34]. Kontrollierte klinische Untersuchungen scheinen dringend erforderlich, um zu bestimmen, ob und inwiefern der p53-Status in Krebsbehandlungsentscheidungen von Mammakarzinomen einzugehen hat. Diese Entscheidungen könnten gerade bei den prognostisch nicht eindeutigen, intermediären Klassifizierungsgruppen von Mammakarzinomen, z.B. bei den G2-Karzinomen (s. oben), wichtig sein, um solche mit günstigem und ungünstigem Therapieansprechen zu unterscheiden und so einem Teil der Patientinnen unnötige Behandlung zu ersparen.

Literatur

1. *Allred D.C., Clark G.M., Elledge R. et al:*
   Association of p53 expression with tumor cell proliferation rate and clinical outcome in node negative breast cancer.
   J.Natl.Cancer Inst. *85*, 200–206 (1993)
2. *Andersen T.I., Holm R., Nesland J.M., Heimdal K.R., Ottestad L., Børresen A.-L.:*
   Prognostic significance of TP53 alterations in breast carcinomas.
   B.J. Cancer *68*, 540–548 (1993)
3. *Barbareschi M., Caffo O., Veronese S. et al.:*
   Association of overexpression of tumor suppressor protein p53 with rapid cell proliferation and poor prognosis in node-negative breast cancer patients. J.Natl.Cancer Inst. *84*, 1109–1114 (1992)

4. *Beck T., Weller E.E., Weikel W., Brumm C., Wilkens C., Knapstein G.:*
   Usefulness of Immunohistochemical Staining for p53 in the Prognosis of Breast Carcinomas: Correlations with Established Prognosis Parameters and with the Proliferation Marker, MIB-1.
   Gynecologic Oncology *57*, 96–104 (1995)
5. *Bergh J., Norberg T., Sjögren S. et al.:*
   Complete sequencing of the p53 gene provides prognostic information in breast cancer patients, particularly in relation to adjuvant systemic therapy and radiotherapy.
   Nature Med. *1*, 1029–1034 (1995)
6. *Bevilacqua P., Barbareschi M., Venterio P. et al.:*
   Prognostic value of intratumoral microvessel density, a measure of tumor angiogenesis, in node-negative breast carcinoma – results of a multiparemetric study.
   Breast Cancer Res.Treat. *36*, 205–217 (1995)
7. *Bland K.I., Konstadoulakis M.M., Vezeridis M.P. et al.:*
   Oncogene protein co-expression. Value of Ha-ras, c-myc, c-fos and p53 as prognostic discriminants for breast carcinoma.
   Ann.Surg. *221*, 706–720 (1995)
8. *Bosari S., Lee A.K.C., Viale G. et al.:*
   Abnormal p53 immunoreactivity and prognosis in node-negative breast carcinomas with long-term follow-up.
   Virchows Archiv. A *421*, 291–295 (1992)
9. *Caleffi M., Teague M.W., Jensen R.a. et al.:*
   p53 gene mutations and steroid receptor status in breast cancer.
   Cancer *73*, 2147–2156 (1994)
10. *Charpin C., Garcia S., Bouvier C. et al.:*
    Quantitative immunocytochemical assays on frozen section of p53. Correlation to the follow-up of patients with breast carcinomas.
    Am.J.Clin.Pathol. *106*, 640–646 (1996)
11. *Domagala W., Striker G., Szadowska A. et al.:*
    p53 protein and vimentin in invasive ductal NOS breast carcinoma-relationship with survival and sites of metastases.
    Eur.J.Cancer *30 A*, 1527–1534 (1994)
12. *Dowell S.P., Hall P.A.:*
    The p53 tumour suppressor gene and tumour prognosis: is there a relationship?
    J.Pathol. *177*, 221–224 (1995)
13. *Elledge R.M., Fuqua S.A.W., Clark G.M. et al.:*
    Prognostic significance of p53 gene alterations in node-negative breast cancer.
    Breast Cancer res. Treat. *26*, 225–235 (1993)
14. *Elledge R.M., Gray R., Mansour E. et al.:*
    Accumulation of p53 protein as a possible predictor of response to adjuvant therapy with cyclophosphamide, methotrexate, fluoruracil and prednisone for breast cancer.
    J.Natl.Cancer Inst. *87*, 1254–1256 (1995)
15. *Fisher G.J., Gillett C.E., Vojtesek B., Barnes D.M., Millis R.R.:*
    Problems with p53 immunohistochemical staining: the effect of fixation and variation in the methods of evaluation.
    Br.J.Cancer *69*, 26–31 (1994)
16. *Gasparini G., Boracchi P., Bevilacqua P. et al.:*
    A multiparametric study on the prognostic value of epidermal growth factor receptor in operable breast carcinoma.
    Breast Cancer Res.Treat. *29*, 59–71 a) (1994)

17. *Gasparini G., Weidner N., Bevilacqua P. et al.:*
    Tumor microvessel density, p53 expression, tumor size, and peritumoral lymphatic vessel invasion are relevant prognostic markers in node-negative breast carcinoma.
    J.Clin.Oncol. *12*, 454–466 b) (1994)
18. *Greenblatt M.S., Bennett W.P., Hollstein M., Harris C.C.:*
    Mutations in the p53 tumour suppressor gene: Clues to Cancer etiology and molecular pathogenesis.
    Cancer Res. *54*, 4855–4878 (1994)
19. *Hall P.A., Lane D.P.:*
    p53 in tumour pathology: can we trust immunohistochemistry? – revisited!
    J.Pathol. *172*, 1–4 (1994)
20. *Hall P.A., Meek D., Lane D.P.:*
    p53 – integrating the complexity.
    J.Pathol. *180*, 1–5 (1996)
21. *Harbeck N., Henselmann B., Thomssen C. et al.:*
    Multivariater Vergleich neuerer tumorbiologischer Prognosefaktoren (unter Einschluß von S-Phase und MIB1) beim nodalnegativen Mammakarzinom. Dieses Buch S. 91 ff.
22. *Isola J., Visakorpi T., Holli K. et al.:*
    Association of overexpression of tumor suppressor protein p53 with rapid cell proliferation and poor prognosis in node-negative breast cancer patients.
    J.Natl.Cancer Inst. *84*, 1109–1114 (1992)
23. *Jacks T., Weinberg R.A.:*
    Cell cycle control and its watchman.
    Nature *381*, 643–644 (1996)
24. *Jansson T., Inganäs M., Sjögren S. et al.:*
    p53 status predicts survival in breast cancer patients treated with or without postoperative radiotherapy: a novel hypothesis based on clinical findings.
    J.Clin.Oncol. *13*, 2745–2751 (1995)
25. *Lane D.P.:*
    p53, guardian of the genome.
    Nature *358*, 15–16 (1993)
26. *Lohmann D., Ruhri C., Schmitt M., Gräff H., Höfler H.:*
    Accumulation of p53 protein as an indicator for p53 gene mutation in breast cancer.
    Diagn.Mol.Pathol. *2*, 36–41 (1993)
27. *Marks J.R., Humphrey P.A., Wu K. et al.:*
    Overexpression of p53 and HER-2/neu proteins as prognostic markers in early stage breast cancer patients.
    J.Natl.Cancer Inst. *85*, 965–970 (1992)
28. *Midgley C.A., Fisher C.J., Bártek J., Vojtesek B., Lane D.P., Barnes D.M.:*
    Analysis of p53 expression in human tumours: an antibody raised against human p53 expressed in Escherichia coli.
    J.Cell Sci. *101*, 183–189 (1992)
29. *Moll U.M., Ostermeyer A.G., Ahomadegbe J.-C. et al.:*
    p53 mediated tumor cell response to chemotherapeutic DNA-domage: a preliminary study in matched pairs of breast cancer biopsies.
    Hum.Pathol. *26*, 1293–1301 (1995)
30. *Nakopoulou L.L., Alexiadou A., Theodoropoulos G.E. et al.:*
    Prognostic significance of the co-expression of p53 and c-erbB-2 proteins in breast cancer.
    J.Pathol. *179*, 31–38 (1996)

31. *Nathrath W.:*
    Tumor Suppressor genes. In: Koss L.G.: Diagostic cytology of the urinary tract, with histopathological and clinical correlation.
    Lippincott-Raven Publishers, Philadelphia, New York, 315–318 (1996)
32. *Ogden G.R., Hall P.A.:*
    Field change, clonality, and early epithelial cancer: possible lessons from p53.
    J.Pathol. *181*, 127–129 (1997)
33. *O'Malley F.P., Saad Z., Kerkvliet N. et al.:*
    The predictive power of semiquantitative immunochemical assessment of p53 and c-erbB-2 in lymph-node-negative breast cancer.
    Hum.Pathol. *27*, 955–963 (1996)
34. *Pietiläinen T., Lipponen P., Aaltomaa S., Eskelinen M., Kosma V.M., Syrjänen K.:*
    Expression of p53 protein hasno independent prognostic value in breast cancer.
    J. Pathol. *177*, 225–232 (1995)
35. *Silvestrini R., Benini E., Daidone M.G. et al.:*
    p53 as an independent prognostic marker in lymph-node-negative breast cancer patients.
    J.Natl.Cancer Inst. *85*, 965–970 (1993)
36. *Silvestrini R., Veneroni S., Daidone M.G. et al.:*
    The Bcl-2 protein: a prognostic indicator strongly related to p53 protein in lymph-node-negative breast cancer patients.
    J.Natl.Cancer Inst. *86*, 499–504 (1994)
37. *Silvestrini R., Rao S., Benini E., Daidone M.G., Pilotti S.:*
    Immunhistochemical detection of p53 in clinical breast cancers: a look at methodologic approaches.
    J.Natl. Cancer Inst. *87*, 1020 (1995)
38. *Smith M.L. Fornace A.J.:*
    Two faces of tumor suppressor p53.
    Am.J.Path. *148*, 1019–1022 (1996)
39. *Soong R., Dobbins P.D., Dix B.R. et al.:*
    Concordance between p53 protein overexpression and gene mutation in a large series of common human carcinomas.
    Hum.Pathol. *27*, 1050–1055 (1996)
40. *Thor A.D., Moore II D.H., Edgerton S. et al.:*
    Accumulation of p53 tumor suppressor gene protein: an independent marker of prognosis in breast cancers.
    J.Natl.Cancer Inst. *84*, 845–855 (1992)
41. *Vojtesek B., Bártek J., Midgley C.A., Lane D.P.:*
    An immunohistochemical analysis of the human nuclear phosphoprotein p53. New monoclonal antibodies and epitope mapping using recombinant p53.
    J.Immunol.Meth. *151*, 237–244 (1992)
42. *Walker R.A., Dearing S.J., Lane D.P., Varley J.M.:*
    Expression of p53 proteins in infiltrating and in situ breast carcinomas.
    J.Pathol. *165*, 203–211 (1991)
43. *Weirich G., Fellbaum C., Nathrath W.B.J., et al.:*
    Distribution of p53 staining (CM1, D01) in thymic tumours.
    Virchows Archiv 1997 (im Druck)
44. *Wynford-Thomas D.:*
    p53 in tumour pathology: can we trust immunocytochemistry?
    J.Pathol. *166*, 329–330 (1992)
45. *Wynford-Thomas D.:*
    p53: guardian of cellular senescence.
    J.Pathol. *180*, 118–121 (1996)

Multivariater Vergleich neuerer tumorbiologischer Prognosefaktoren (unter Einschluß von S-Phase und MIB1) beim nodalnegativen Mammakarzinom

N. Harbeck[1], B. Henselmann[1], C. Thomssen[2], L. Pache[1], K. Ulm[3], P. Dettmar[4], W. Nathrath[4], F. Jänicke[2], M. Schmitt[1] und H. Graeff[1]

Zusammenfassung

In Tumorgeweben von 143 Patientinnen mit nodalnegativem Mammakarzinom wurden mehrere neue tumorbiologische Faktoren (uPA, PAI-1, Kathepsin D, S-Phase, MIB1 [Ki-67], p53, Her2/neu) bestimmt. Sie wurden in ihrer prognostischen Bedeutung mit traditionellen Prognosefaktoren (Tumorgröße, Steroidhormonrezeptorstatus, Grading) verglichen.

Gewebekonzentrationen des Plasminogenaktivators vom Urokinasetyp (uPA) und seines Inhibitors PAI-1 wurden mittels ELISA, die der Protease Kathepsin D mittels ELSA gemessen. Die durchflußzytometrische S-Phasen-Bestimmung wurde an aus Paraffinschnitten herausgelösten Zellkernen durchgeführt; MIB1 (Ki-67), p53 und Her-2/neu wurden an benachbarten Paraffinschnitten immunhistochemisch mittels monoklonaler Antikörper bestimmt. Die mediane Nachbeobachtungszeit betrug 58 Monate. Mittels isotoner Regressionsanalyse wurden optimierte Schwellenwerte für die einzelnen neuen Faktoren berechnet.

In der univariaten Auswertung waren PAI-1 (p = 0,0000), S-Phase (p = 0,0034), uPA (p = 0,0229), MIB1 (p = 0,014) und p53 (p = 0,0109) signifikante Prognosefaktoren für die rezidivfreie Überlebenszeit der Patientinnen. Unter Einbeziehung der traditionellen und der neuen tumorbiologischen Faktoren behielten in der Multivarianzanalyse (n = 101) jedoch nur PAI-1 (p = 0,0011; RR: 5,5) und S-Phase (p = 0,0367; RR: 3,9) ihre signifikante, statistisch unabhängige prognostische Aussagekraft.

Faktoren, die das Invasionspotential (PAI-1) und das Proliferationspotential (S-Phase) des Tumors beschreiben, liefern somit wertvolle prognostische Informationen für die individuelle Risikoabschätzung beim nodalnegativen Mammakarzinom.

---

[1] Frauenklinik und Poliklinik der Technischen Universität München
[2] Frauenklinik und Poliklinik Eppendorf der Universität Hamburg
[3] Institut für Epidemiologie und Medizinische Statistik der Technischen Universität München
[4] Institut für Allgemeine Pathologie und Pathologische Anatomie der Technischen Universität München

Einleitung

Tumorgröße, Lymphknotenbefall, Grading und Hormonrezeptorstatus gelten als die klassischen Prognosefaktoren beim Mammakarzinom. Im klinischen Alltag zeigt sich aber immer wieder, daß Tumoren, die aufgrund dieser traditionellen Prognosefaktoren mit einer eher guten Prognose einhergehen müßten, einen sehr aggressiven Krankheitsverlauf aufweisen können. Diese klinische Erfahrung führte zu dem Versuch, Faktoren, die die Biologie des Primärtumors beschreiben, als zusätzliche Prognoseparameter heranzuziehen. Gerade für die Gruppe der Patientinnen mit nodalnegativem Mammakarzinom ist eine möglichst genaue Abschätzung der individuellen Prognose einer Patientin von großem klinischen Interesse. Hier geht es darum, denjenigen 70% der Patientinnen, die durch die Primärtherapie als geheilt einzustufen sind, eine adjuvante systemische Therapie zu ersparen. In der wissenschaftlichen Literatur werden immer mehr neue Prognosefaktoren für das nodalnegative Mammakarzinom beschrieben, deren klinische Verwendung durch tumorbiologische Hypothesen untermauert wird [Duffy et al., 1990]. Diese jedoch recht unübersichtliche Menge neuer Parameter sowie die Tatsache, daß in den meisten Analysen nur jeweils ein einzelner neuer Faktor mit traditionellen Faktoren gewichtet wird, stellt den Kliniker vor große Probleme beim Einsatz dieser Faktoren zur Patientenselektion für adjuvante Therapiemaßnahmen.

Wir haben mehrere dieser neueren Faktoren, die verschiedene Aspekte der Tumorbiologie beschreiben, in Tumorgeweben eines homogenen Patientinnenkollektivs bestimmt und mit traditionellen Prognosefaktoren hinsichtlich ihrer prognostischen Wertigkeit für das Mammakarzinom verglichen. Die hier vorgelegten Daten sollen zeigen, welche dieser neuen tumorbiologischen Prognosefaktoren geeignet sind, das individuelle Rezidivrisiko bei Patientinnen mit nodalnegativem Mammakarzinom besser einschätzen zu können und in den Therapieentscheid mit einbezogen zu werden.

Material und Methoden

Folgende klinische und histopathologische Daten wurden erhoben: Alter, Menopausenstatus, Östrogen- und Progesteronrezeptorstatus, Tumorgröße, Tumorgrading nach Bloom-Richardson, histologischer Tumortyp (WHO-Klassifikation), Lymphangiosis carcinomatosa und Tumornekrose. Nachsorgeuntersuchungen wurden regelmäßig in Abständen von 3 Monaten durchgeführt.

Der Gehalt des Plasminogenaktivators vom Urokinasetyp (uPA) und seines Inhibitors PAI-1 in Gewebeproben wurde mittels ELISA (American Diagnostica, USA), der der Protease Kathepsin D mittels ELSA (CIS Bioindustries, Gif-sur-Yvette,

Frankreich) gemessen. Die durchflußzytometrische Bestimmung des DNA-Gehaltes und der S-Phase-Fraktion (SPF) wurde an aus Paraffinschnitten nach einer modifizierten Hedley-Methode [Hedley et al., 1983] herausgelösten Kernpräparationen durchgeführt [Harbeck et al., 1991]. Die computergestützte Auswertung der DNA-Messungen erfolgte mittels des Programms ModFit (Verity, Maine, USA). MIB1 (Ki-67), p53 und HER-2/neu wurden an benachbarten Paraffinschnitten immunhistochemisch (IHC) mittels monoklonaler Antikörper (anti Ki-67 [MIB1] von Dianova, Hamburg; anti-p53, anti-Her-2/neu (beide von Oncogene Science, USA) bestimmt. Die MIB1-Proliferationsrate (MIB1-PR), d.h. der prozentuale Anteil der mittels APAAP gefärbten Kerne unter mindestens 500 zufällig ausgewählten Tumorzellkernen, wurde bei 100–400facher Lichtmikroskopvergrößerung berechnet.

Mittels isotoner Regressionsanalyse wurden optimierte Schwellenwerte (»cutoff«) für PAI-1 (14 ng/mg), uPA (3ng/mg), SPF (8%), MIB1 (25%), p53 (10%) und Kathepsin D (45 pmol/mg) berechnet. Korrelationen zwischen den tumorbiologischen, den klinischen und den histopathologischen Parametern wurden mit dem U-Test von Mann-Whitney berechnet. Die Berechnung der Wahrscheinlichkeit für die rezidivfreie Überlebenszeit wurde durch Kaplan-Meier-Analysen vorgenommen. Das relative Rezidivrisiko für die einzelnen Faktoren wurde unter Berücksichtigung optimierter Schwellenwerte mittels des Cox-Modells (BMDP Statistical Software, Los Angeles) errechnet. Für alle statistischen Tests galt ein Signifikanzniveau von alpha = 0,05 (Konfidenzintervall > 95%).

Ergebnisse

Insgesamt wurde Primärtumorgewebe von 143 Patientinnen mit nodalnegativem Mammakarzinom untersucht, denen zwischen Februar 1987 und Dezember 1991 an der Frauenklinik der Technischen Universiät der Primärtumor entfernt wurde (Tabelle 1). 125 Patientinnen erhielten im Anschluß an die Operation keinerlei systemische adjuvante Therapie. Von diesen Patientinnen haben 25 ein Rezidiv erlitten, 15 Patientinnen sind im Beobachtungszeitraum verstorben. Die mediane Nachbeobachtungszeit für Patientinnen, die zum Zeitpunkt dieser Auswertung noch ohne Rezidiv waren, betrug 58 Monate (32–93 Monate). Da für einige der Bestimmungen nicht ausreichend Gewebe zur Verfügung stand, konnte die Multivarianzanalyse nur an den 101 Patientinnen, bei denen alle Faktoren bestimmt werden konnten, durchgeführt werden.

In der univariaten Auswertung waren PAI-1 ($p = 0,0000$), S-Phase ($p = 0,0034$), uPA ($p = 0,0229$), MIB1 ($p = 0,014$) und p53 ($p = 0,0109$) signifikante Prognosefaktoren für die rezidivfreie Überlebenszeit der Patientinnen. Unter Einbeziehung der traditionellen und der neuen tumorbiologischen Faktoren behielten in der Multivarianz-

	n	%
Tumorgröße (cm)	143	
≤ 2,0	71	(50)
> 2,0 und ≤ 3,0	45	(31)
> 3,0	27	(19)
Hormonrezeptorstatus	143	
positiv	112	(78)
negativ	31	(22)
Grading	143	
G1,2	103	(72)
G3,4	40	(28)
uPA (ng/mg Protein)	143	
≤ 3,0	91	(64)
> 3,0	52	(36)
PAI-1 (ng/mg Protein)	143	
≤ 14	111	(78)
> 14	32	(22)
S-Phase-Fraktion (%)	105	
≤ 8,0	79	(75)
> 8,0	26	(25)
MIB1 (IHC) (%)	132	
≤ 25	108	(82)
> 25	24	(18)
p53-(IHC) (%)	126	
≤ 10	114	(90)
> 10	12	(10)
HER2/neu (%)	113	
negativ	62	(55)
positiv	51	(45)
Kathepsin D (pmol/mg Protein)	137	
≤ 45	78	(57)
> 45	59	(43)

Tabelle 1: Patientengut.

analyse bei 101 nodalnegativen Patientinnen jedoch nur PAI-1 (p = 0,0011; RR: 5,5 [2,0-15,5]) und S-Phase (p = 0,0367; RR: 3,9 [1,1-14,2]) ihre signifikante prognostische Aussagekraft für das rezidivfreie Überleben. Kathepsin D, Her2/neu und traditionelle Prognosefaktoren (Tumorgröße, Grading, Hormonrezeptorstatus) hatten in dieser Analyse keinerlei signifikante prognostische Bedeutung (Tabelle 2).

Prognosefaktoren	univariater p-Wert	multivariater p-Wert	relatives Risiko (95% KI**)
PAI-1	0,0000	0,0011	5,5 (2,0–15,5)
S-Phase-Fraktion	0,0034	0,0367	3,9 (1,1–14,2)
p53	0,0109	n.s.	–
MIB1-Proliferationsrate (Ki-67)	0,0140	n.s.	–
uPA	0,0229	n.s.	–
Her2/neu	n.s.*	n.s.	–
Kathepsin D	n.s.	n.s.	–
Tumorgröße	n.s.	n.s.	–
Hormonrezeptorstatus	n.s.	n.s.	–
Grading	n.s.	n.s.	–

* n.s. = nicht signifikant
** Konfidenzintervall

Tabelle 2: Zusammenfassung der univariaten und multivariaten Analysen für die rezidivfreie Überlebenszeit bei Patientinnen mit nodalnegativem Mammakarzinom.

In dieser retrospektiven Analyse konnten durch den erhöhten Gehalt von uPA und/oder PAI-1 im Primärtumor 85% der tatsächlich eingetretenen Rezidive identifiziert werden. Durch die anderen univariat signifikanten Faktoren wurden deutlich weniger Rezidive »erkannt«. Durch eine erhöhte S-Phase-Fraktion wurden nur 53%, durch eine erhöhte MIB1-Proliferationsrate 36% und durch eine verstärkte Anfärbung von p53 nur noch 25% der Rezidive vorhergesagt. Keiner dieser anderen Faktoren war in der Lage, zusätzlich zu uPA/PAI-1 ein weiteres Rezidiv zu erkennen.

Diskussion

Im wesentlichen wurden in dieser Arbeit zwei Gruppen von Prognosefaktoren untersucht: Invasions- und Metastasierungsmarker sowie Proliferationsparameter. Grundlegende Arbeiten von Duffy et al. [1990] und Jänicke et al. [1990, 1991, 1993] belegten die prognostische Bedeutung von uPA und PAI-1 beim primären Mammakarzinom. Mittlerweile ist dies von mehreren europäischen Arbeitsgruppen an weit über 4000 Patientinnen mit einer medianen Nachbeobachtungszeit von mindestens 2,5 Jahren (2,5–8 Jahre) bestätigt worden [Foekens et al., 1992, 1994; Grøndahl-Hansen et al., 1993]. Die vorliegenden klinischen Daten untermauern einstimmig die zunächst überraschende, starke prognostische Aussagekraft von PAI-1, dem Inhibitor von uPA. Neuere tumorbiologische Arbeiten konnten jedoch zeigen, daß PAI-1 neben seiner inhibitorischen Wirkung auf uPA auch von uPA unabhängige biologische Funktionen besitzt und durch Bindung an das Matrixprotein Vitronektin direkt in den Prozeß der Zellmigration eingreifen kann [Lauffenburger, 1996]. Für die routinemäßige Messung von uPA und PAI-1 werden im Rahmen eines BIOMED-1-Projektes der Europäischen Union (»Clinical Relevance of Proteases in Tumor Invasion and Metastasis«) Nachweistechniken für uPA und PAI-1 optimiert, standardisiert und auf Qualität hin überprüft [Benraad et al., 1996].

Die beiden untersuchten Proliferationsfaktoren, MIB1 (Ki-67) und S-Phase-Fraktion (SPF), werden in vielen Arbeiten als Prognosefaktoren für das nodalnegative Mammakarzinom angegeben [Clark et al., 1989; Sahin et al., 1991]. Das nukleäre Antigen Ki-67, das in proliferierenden Zellen in den Zellzyklusphasen G1, S und G2/M exprimiert wird, wurde erstmals von Gerdes et al. [1983] beschrieben. MIB1 ist ein gegen Epitope des rekombinanten Ki-67-Antigens gerichteter muriner, monoklonaler Antikörper [Cattoretti at al., 1992], der im Gegensatz zu herkömmlichen Ki-67-Antikörpern das Antigen auch in formalinfixierten Paraffinschnitten erkennt [Cuevas et al., 1993]. Die Bestimmung der S-Phase erfaßt aber einen wesentlich kleineren Anteil der proliferierenden Zellen, nämlich nur diejenigen in der DNA-Synthesephase. Mittels Durchflußzytometrie ist es möglich, eine große Anzahl von Zellen in kürzester Zeit auszuwerten.

In einer früheren Arbeit [Harbeck et al., 1994] haben wir bereits darauf hingewiesen, daß bei der durchflußzytometrischen DNA-Analyse zahlreiche methodische Fehler auftreten können, die eventuell zur Verfälschung klinischer Aussagen von Ergebnissen führen können. Bei monoparametrischer DNA-Messung, wie sie bei Paraffinmaterial anfällt, besteht die Gefahr, die diploide S-Phase-Fraktion der Tumorzellpopulation sehr oft zu unterschätzen, da auch Stromazellen und tumorinfiltrierende benigne Zellen der diploiden DNA-Verteilung ungewollt zugerechnet werden. Um die Beinträchtigung durch benigne Zellen so gering wie möglich zu halten und die Vergleichbarkeit der Ergebnisse zu erhöhen, wurden in dieser Studie nur histologische Präparate mit mindestens 80% Tumorgewebeanteil verwendet und die DNA-Analyse und Bestimmung von MIB1 an benachbarten Schnitten desselben Paraffinblocks durchgeführt. Unsere Ergebnisse entsprechen denen kürzlich von Gasparini et al. [1994] bei 168 primären Mammakarzinompatientinnen (Stadium N0 und N1) publizierten. In ihren univariaten Analysen waren sowohl S-Phase als auch Ki-67 signifikante Prognosefaktoren für die rezidivfreie und die Gesamtüberlebenszeit, multivariat waren jedoch nur noch S-Phase und Lymphknotenstatus signifikant. Eine getrennte Auswertung für die klinisch interessante Gruppe nodalnegativer Patientinnen wurde von Gasparini allerdings nicht durchgeführt.

In unserer Studie lieferten beide Proliferationsmarker, SPF und MIB1-Proliferationsrate, im Gegensatz zu den etablierten Prognosekriterien prognostisch signifikante Informationen über das individuelle Rezidivrisiko der Patientinnen; die S-Phase-Fraktion erwies sich jedoch von den Proliferationsmarkern als einziger statistisch unabhängiger, prognostisch signifikanter Faktor. Diese Ergebnisse lassen die Bestimmung eines einzigen Proliferationsmarkers für die Prognose als ausreichend erscheinen. Vor dem Hintergrund möglicher methodischer Unzulänglichkeiten sollten bei der Auswahl des zu bestimmenden Proliferationsmarkers die technischen Möglichkeiten des eigenen Labors berücksichtigt werden und Schwellenwerte für SPF bzw. MIB1-Proliferationsrate am eigenen Patientinnenkollektiv festgelegt werden [Clark, 1996]. Studien, bei denen mehrere Proliferationsmarker an einem einheitlichen Patientinnenkollektiv multivariat verglichen werden können, sind ebenso wichtig wie internationale Richtlinien zur Standardisierung der Bestimmungsmethoden.

Insbesondere für die in dieser Studie untersuchten Faktoren p53 und Her-2/neu liegen in der Literatur sehr unterschiedliche Daten vor [Clark, 1996], wobei vor allem methodische Probleme bei der Wahl des Primärantikörpers und mangelnde Standardisierung der Nachweisprotokolle für die Immunhistochemie eine entscheidende Rolle zu spielen scheinen.

Zusammenfassend läßt sich feststellen, daß Faktoren, die das Invasionspotential (PAI-1) und das Proliferationspotential (S-Phase) des Tumors beschreiben, wertvolle, statistisch signifikante prognostische Informationen für eine individuelle Risikoabschätzung bei Patientinnen mit nodalnegativem Mammakarzinom liefern (Abbildungen 1 und 2). Dies entspricht auch den Konsensus-Empfehlungen der EORTC Receptor and Biomarker Study Group (1995), in denen neben den klassischen Prognosekriterien (Tumorgröße, Lymphknotenstatus, Steroidhormonrezeptorstatus, Grading) auch die Bestimmung von S-Phase-Fraktion (als Alternative: Ki-67 / MIB1) und uPA/PAI-1 empfohlen wird. Statistische Bearbeitung der Daten jener Therapiestudien, die die Wirkung adjuvanter Chemotherapie bei Hochrisikopatientinnen untersuchen, welche aufgrund von uPA/PAI-1 [Jänicke et al., 1994] bzw. aufgrund von Proliferationsparametern (TLI: Paradieso et al., Bari, Italien; Mitoseindex: Beex & Benraad, Nijmegen, Niederlande) selektiert wurden, stehen derzeit noch aus. Inwieweit die anderen untersuchten neuen tumorbiologischen Faktoren wie p53 und her2/neu, deren unabhängige prognostische Bedeutung sich in dieser Arbeit nicht bestätigt hat, als prädiktive Parameter für das Ansprechen auf eine adjuvante systemische Therapie eine Bedeutung haben, wie sich dies in ersten Arbeiten für her2/neu [Allred et al., 1992; Muss et al., 1994] und p53 [Wahl et al., 1996] abgezeichnet hat, werden weitere Studien zeigen.

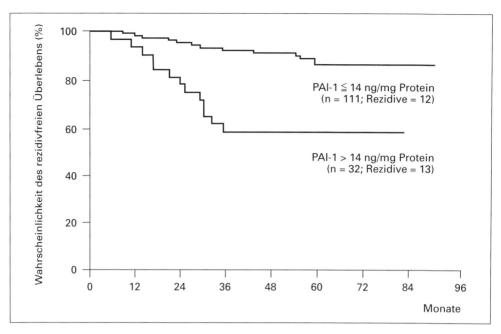

Abbildung 1: Rezidivfreie Überlebenszeit von Patientinnen mit nodalnegativem Mammakarzinom in Abhängigkeit vom PAI-1-Gehalt des Primärtumors (p = 0,0000).

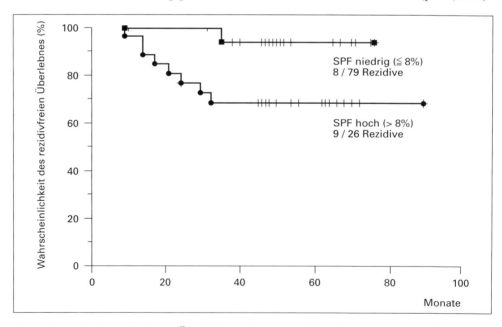

Abbildung 2: Rezidivfreie Überlebenszeit von Patientinnen mit nodalnegativem Mammakarzinom in Abhängigkeit von der Höhe der S-Phase-Fraktion des Primärtumors (p = 0,0034).

Literatur

1. *Allred D.C., Clark G.M., Tandon A.K., Molina R., Tormey D.C., Osborne C.K., Gilchrist K.W., Mansour E.G., Abeloff M., Eudey L., et al.:*
   HER-2/neu in node-negative breast cancer: prognostic significance of overexpression influenced by the presence of in situ carcinoma.
   J. Clin. Oncol. *10*, 599-605 (1992)
2. *Benraad Th.J., Geurts-Moespot J., Grøndahl-Hansen J., Schmitt M., Heuvel J.J.T.M., de Witte J.H., Foekens J.A., Leake R.E., Brünner N., Sweep C.G.J.:*
   Immunoassays (ELISA) of urokinase-type plasminogen activator (uPA): Report of an EORTC/BIOMED Workshop.
   Eur. J. Cancer *32*, 1371-1381 (1996)
3. *Cattoretti G., Becker M.H.G., Key G.:*
   Monoclonal antibodies against recombinant parts of the Ki-67 antigen (MIB1-PR and MIB3) detect proliferating cells in microwave-processed formalin-fixed paraffin sections.
   J. Pathol. *168*, 357-363 (1992)
4. *Clark G.M., Dressler L.G., Owens M.A., Pounds G., Oldaker T., McGuire W.L.:*
   Prediction of relapse and survival in patients with node-negative breast cancer by DNA flow cytometry.
   N. Engl. J. Med. *320*, 627-633 (1989)
5. *Clark G.M.:*
   Prognostic and predictive factors. In: Diseases of the breast. Harris J.R., Lippmann M.E., Morrow M., Hellmann S. (eds).
   Lippincott-Raven Publishers, Philadelphia, New York, 461-485 (1996)
6. *Cuevas E., Jones D.B., Wright D.H.:*
   Immunhistochemical detection of tumor growth fraction (Ki-67 antigen) in formalin-fixed and routinely processed tissues.
   J. Pathol. *169*, 477-478 (1993)
7. *Duffy M.J., Reilly D., O'Sullivan C., O'Higgins N., Fennelly J.J., Andreasen P.:*
   Urokinase-type plasminogen activator, a new and independent prognostic marker in breast cancer.
   Cancer Res. 50, 6827-6829 (1990)
8. *Foekens J.A., Schmitt M., van Putten W.L.J., Peters H.A., Bontenbal M., Jänicke F., Klijn J.G.M.:*
   Prognostic value of urokinase-type plasminogen activator in 671 primary breast cancer patients.
   Cancer Res. *52*, 6101-6105 (1992)
9. *Foekens J.A., Schmitt M., van Putten W.L.J., Peters H.A., Kramer M.D., Jänicke F., Klijn J.G.M.:*
   Plasminogen activator inhibitor-1 and prognosis in primary breast cancer.
   J. Clin. Oncol. *12*, 1648-1658 (1994)
10. *Gasparini G., Boracchi P., Verderio P., Bevilacqua P.:*
    Cell kinetics in human breast cancer: Comparison between the prognostic value of the cytofluorimetric S-phase fraction and that of the antibodies to Ki-67 and PCNA antigens detected by immunohistochemistry.
    Int. J. Cancer *57*, 822-829 (1994)
11. *Gerdes J., Schwab U., Lemke H., Stein H.:*
    Production of a mouse monoclonal antibody reactive with a human nuclear antigen associated with cell proliferation.
    Int. J. Cancer *31*, 13-20 (1983)

12. *Grøndahl-Hansen J., Christensen I.J., Rosenquist C., Brunner N., Mouridsen H.T., Dano K., Blichert-Toft M.:*
    High levels of urokinase-type plasminogen activator and its inhibitor PAI-1 in cytosolic extracts of breast carcinomas are associated with poor prognosis.
    Cancer Res. *53*, 2513-2521 (1993)
13. *Harbeck N., Moniwa N., Busch E., Schmitt M., Jänicke F., Fellbaum C., Höfler H., Graeff H.:*
    Durchflußzytometrische DNA-Analyse von reinen Zellkernen aus formalin-fixierten Paraffinschnitten beim primären Mammakarzinom: Korrelation mit anderen Prognosefaktoren.
    Gynäkol. Rundsch. *31*, 299-302 (1991)
14. *Harbeck N., Yamamoto N., Moniwa N., Schüren E., Ziffer P., Dettmar P., Höfler H., Schmitt M., Graeff H.:*
    Flow cytometric DNA-analysis in primary breast cancer: Technical pitfalls and clinical applications.
    In: Schmitt M., Graeff H., Kindermann G. (Hrsg): Excerpta Medica, Elsevier Verlag, 63-77 (1994)
15. *Hedley D.W., Friedlander M.L., Taylor I.W., Rugg C.A., Musgrove E.A.:*
    Method for analysis of cellular DNA content of paraffin-embedded pathological material using flow cytometry.
    J. Histochem. Cytochem. *31*, 1333-1335 (1983)
16. *Jänicke F., Schmitt M., Pache L., Ulm K., Harbeck N., Höfler H., Graeff H.:*
    Urokinase (uPA) and its inhibitor (PAI-1) are strong and independent prognostic factors in node-negative breast cancer.
    Breast Cancer Res. Treat. *24*, 195-208 (1993)
17. *Jänicke F., Thomssen C., Pache L., Schmitt M., Graeff H.:*
    Urokinase (uPA) and PAI-1 as selection criteria for adjuvant chemotherapy in axillary node-negative breast cancer. In: Schmitt M., Graeff H., Kindermann G. (Hrsg): Excerpta Medica, Elsevier Verlag, 207-218 (1994)
18. *Lauffenburger D.A.:*
    Making connections count.
    Nature *383*, 390-391 (1996)
19. *Muss H.B., Thor A.D., Berry D.A., Kute T., Liu E.T., Koerner F., Cirrincione C.T., Budman D.R., Wood W.C., Barcos M., et al.:*
    C-erbB2 expression and response to adjuvant therapy in women with node-positive early breast cancer.
    N. Engl. J. Med. *330*, 1260-1266 (1994)
20. *Sahin A.A., Ro J., Ro J.Y., Blick M.B., El-Naggar A.K., Ordonez N.G., Fritsche H.A., Smith T.L., Hortobagyi G.N., Ayala A.G.:*
    Ki-67 immunostaining in node-negative stage I/II breast carcinoma. Significant correlation with prognosis.
    Cancer *68*, 549-557 (1991)
21. *Wahl A.F. et al.:*
    Loss of normal p53 function confers sensitization to Taxol by increasing G2/M arrest and apoptosis.
    Nature Med. *2*, 72-79 (1996)

Angiogenese und Prognose beim Mammakarzinom

A. Obermair

Zum Begriff Angiogenese

Der Begriff »Angiogenese« bedeutet die Neubildung von Blutgefäßen im Rahmen physiologischer, entzündlicher und neoplastischer Prozesse. Der Begriff wurde erstmals 1935 von Hertig für die plazentare Blutgefäßneubildung verwendet. Das Vorliegen einer vermehrten Blutgefäßzeichnung bei malignen Tumoren wurde bereits vor langer Zeit von den Pathologen bemerkt, jedoch war man damals der Ansicht, daß die vermehrte Blutgefäßneubildung eine entzündliche Begleitreaktion oder eine Dilatation präexistenter Kapillaren sei. Erst 1971 formulierte Judah Folkman die Hypothese, daß das Wachstum und die überregionale Tumorausbreitung angiogeneseabhängige Prozesse seien [8]. Demnach geht jeder Tumorwachstumsphase eine Phase der Angiogenese voran [9].

Erste Experimente

In einem der ersten Experimente sollte das Wachstum von Tumorzellkolonien extrakorporal an perfundierten Organen untersucht werden [12]. Entgegen den Erwartungen vermehrten sich die Tumorzellen jedoch nicht. Durch den zu hohen Perfusionsdruck wurden die Endothelzellen geschädigt, es konnte sich kein peritumorales Mikrogefäßnetz ausbilden. Als man jedoch dieselben Tumorzellen in lebende Versuchstiere transplantierte, konnte eine deutliche angiogenetische Reaktion mit einer anschließenden deutlichen Zunahme des Tumorvolumens beobachtet werden. Der Nachweis, daß Tumorzellen längere Zeit in einem Ruhezustand verbleiben können (avaskuläre Phase), ohne jedoch abzusterben, war damit erbracht.

In weiterer Folge konzentrierten sich die Versuche auf mögliche Mediatoren der Tumorangiogenese. In einen Milliporefilter, der in den Rücken von Versuchstieren implantiert und für Tumorzellen undurchlässig war, wurden Tumorzellen und als Kontrolle gesunde Körperzellen eingebracht. Während die Tumorzellen eine angiogenetische Reaktion auf der anderen Seite des Filters auslösten, wurde nach Einbringen von gesunden Zellen keine angiogenetische Reaktion beobachtet. Damit war demonstriert, daß eine lösliche Substanz, die von Malignomzellen sezerniert wird, eine angiogenetische Reaktion auslösen kann.

Angiogenesefaktoren

Heute weiß man, daß jeder solide, maligne Tumor Angiogenesefaktoren freisetzt, welche die Bildung eines den Tumor umgebenden Kapillarnetzes induzieren [7, 9]. Bis jetzt ist eine Vielzahl solcher Angiogenesefaktoren beschrieben worden. Die bekanntesten und etabliertesten sind der basic-Fibroblast Growth Factor (b-FGF) und der Vascular Endothelial Growth Factor/Vascular Permeability Factor (VEGF/VPF) [6, 7]. Mit beiden Faktoren kann unter experimentellen Bedingungen eine starke angiogenetische Reaktion ausgelöst werden. Wenn die Funktion der Faktoren jedoch durch blockierende Antikörper gehemmt wird, kommt es zum Sistieren der Blutgefäßneubildung und anschließender Abnahme des Tumorvolumens [14, 17]. Die genauen Wirkmechanismen der Angiogenesefaktoren bleiben vorerst jedoch weitgehend unklar. Ob diese Faktoren systemisch, autokrin oder parakrin wirken, gilt als ebenso unklar wie die Signalübertragung einzelner Angiogenesefaktoren. Wahrscheinlich ist, daß die Angiogenese durch eine Vielzahl von Molekülen reguliert wird, daß diese Substanzen durch die Tumorzelle oder durch vom Tumor aktivierte Hilfszellen (Makrophagen, T-Lymphozyten) freigegeben werden und daß manche dieser Faktoren im Serum und im Harn von Patientinnen mit Tumorerkrankungen nachgewiesen werden können, während Serum und Harn von gesunden Patientinnen diese Substanzen nicht enthalten. Eine Auswahl der bekanntesten Angiogenesefaktoren ist in Tabelle 1 gegeben.

Fibroblast Growth Factors (a-FGF, b-FGF)	Science 1984
Angiogenin	Biochem. 1985
Transforming Growth Factor-alpha (TGF-α)	Science 1986
Tumor Necrosis Factor-alpha	PNAS 1987, Nature 1987
Platelet-derived Endothelial Cell Growth Factor (PD-ECGF)	Biochem. 1987
Vascular Endothelial Growth Factor (VEGF) Vascular permeability factor (VPF)	BBRC 1989, PNAS 1989, Science 1989
Granulocyte Colony Stimulating Growth Factor (G-CSF)	JCI 1991
Interleukin-8 (IL-8)	Science 1992
Pleitropin (PTN)	JBC 1992
Scatter Factor (SF) / Hepatocyte Growth Factor (HGF)	PNAS 1993
Placental Growth Factor (PlGF)	Oncogene 1993
Proliferin (PLF)	Science 1994

Tabelle 1: Auswahl der wichtigsten die Angiogenese stimulierenden Faktoren (angiogenic molecules). Modifiziert nach J. Pluda, NCI, Bethesda.

Anti-Angiogenese

Demgegenüber gibt es neben angiogenesestimulierenden Faktoren auch solche mit angiogenesehemmender Wirkung. Blockierende Antikörper gegen b-FGF als auch gegen VEGF konnten in der Zellkultur als auch im Tierversuch die Angiogenese suffizient supprimieren und in der Folge auch eine hemmende Wirkung auf das Wachsum der Tumorzellen entfalten. AGM-1470 wurde aus einem Fumagillinpilz isoliert und zeigte sich in der Zellkultur stark antiangiogenetisch. Derzeit befindet sich AGM-1470 in einer klinischen Studie, Phase II.

Im Tierexperiment konnte eindrucksvoll dargestellt werden, daß das Vorhandensein eines Primärtumors das Wachstum seiner Metastasen hemmt. Michael O'Reilly und Judah Folkman von der Boston Harvard Medical School konnten ein Plasminogenfragment mit starker angiogeneseinhibierender Wirkung (Angiostatin) isolieren, welches diese Wachstumshemmung zumindest partiell reguliert [19]. Systemisch verabreicht, konnte mit Angiostatin das Wachstum der Metastasen ebenso effizient gehemmt werden, wie dies durch das Vorhandensein eines Primärtumors erreicht wurde. Neben den bereits erwähnten Substanzen gibt es eine Reihe von Präparaten mit zumindest teilweiser antiangiogenetischer Wirksamkeit. Erwähnt werden sollen Interferone, Thalidomid, Thrombospondin und Suramin. Zum gegenwärtigen Zeitpunkt stehen neun Substanzen in der klinischen Prüfung, drei davon befinden sich in Phase II.

Prognoseerstellung

Mittels immunhistochemischer Methoden können mit relativ einfachen, gut reproduzierbaren Methoden Gefäßendothel, aber auch die meisten Angiogenesefaktoren und deren Rezeptoren zuverlässig dargestellt werden. Die immunhistochemische Färbung gegen Faktor VIII-Antigen (F8-Ag) gilt als der »golden standard« bei der selektiven Darstellung von Tumorgefäßen [26, 27]. Neue Ansätze stellen Färbungen gegen CD31-Ag und gegen CD34-Ag dar. Diese Antigene wurden erst vor kurzer Zeit beschrieben und färben Gefäßendothel zwar sensitiver, jedoch deutlich weniger spezifisch an (Anfärbung von Tumorzellen und Lymphozyten möglich) [27]. In einer 1991 im New England Journal of Medicine veröffentlichten Arbeit demonstrierte Noel Weidner, daß die Dichte der das Mammakarzinom umgebenden Mikrogefäße signifikant mit der Wahrscheinlichkeit einer Metastasierung korreliert [25]. Inzwischen konnten mehrere immunhistochemische Arbeiten am Mammakarzinom zeigen, daß Malignome, die eine hohe Gefäßdichte aufweisen, eine deutlich schlechtere Prognose (rezidivfreies Überleben, Gesamtüberleben) aufweisen als Tumoren mit niedriger Gefäßdichte. Je höher die tumorale Gefäßdichte, desto höher die Metastasierungswahrscheinlichkeit [4, 11, 13, 20, 21]. In einer kürzlich erschienenen

Arbeit konnte eindrucksvoll dargestellt werden, daß eine hohe Gefäßdichte mit einer hohen Anzahl von im peripheren Blut frei zirkulierenden Tumorzellen stark korreliert [16].

Eigene Untersuchungen

Zuerst verglichen wir die Gefäßdichte von Fibroadenomen mit jener maligner Mammatumoren und fanden eine signifikant höhere Gefäßdichte bei Mammakarzinomen als bei Fibroadenomen [20]. Allerdings war der Unterschied zwischen den Fibroadenomen und jenen Mammakarzinomen, welche innerhalb einer langen Follow-up-Periode kein Rezidiv entwickelten, nicht signifikant (Abbildung 1). Schließlich untersuchten wir die Gefäßdichte bei nodalpositiven und -negativen Mammakarzinomen auf ihre prognostische Bedeutsamkeit. Wir fanden deutlich höhere Werte bei lymphknotenpositiven als bei lymphknotennegativen Patientinnen. Gefäßdichte, Gefäßinvasion, Lymphknotenbefall und Tumordurchmesser ver-

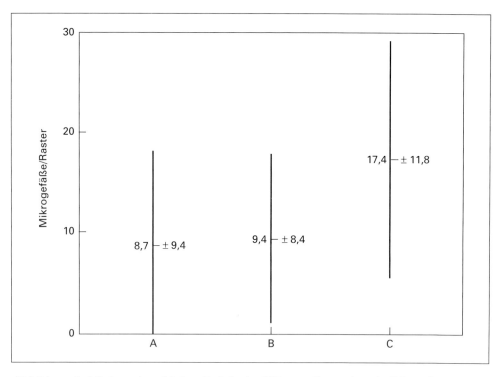

Abbildung 1: Mittlere Anzahl der Gefäße (± SD) pro Raster bei A: Fibroadenome der weiblichen Brustdrüse (n = 35), B: Mammakarzinome ohne Tumorrezidiv im Beobachtungszeitraum (n = 60), C: Mammakarzinome mit Tumorrezidiv (n = 46) (t-Test $p \leq 0{,}0001$).

blieben als klinisch relevante und unabhängige Prognoseparameter in der multivariaten Analyse. Weitere Untersuchungen ergaben, daß mit den Parametern Gefäßdichte und Gefäßinvasion vor allem lymphknotennegative Patientinnen mit ausgezeichneter Prognose, denen in weiterer Folge möglicherweise eine teure und toxische Therapie erspart werden kann, erkannt werden können.

Deswegen entschlossen wir uns, weitere Untersuchungen bei den Patientinnen mit tumorfreien axillären Lymphknoten durchzuführen [21]. Wir verwendeten das in Paraffin eingebettete histologische Material von 230 lymphknotennegativen Patientinnen mit einem Tumordurchmesser < 5 cm. Ausschlußkriterien waren: Alter der Patientin zum Zeitpunkt der Diagnose über 80 Jahre, Fernmetastasen zum Zeitpunkt der Primäroperation oder ein Zweitmalignom in der Anamnese. Wir fertigten von jedem Präparat einen immunhistochemisch gegen Faktor VIII-Antigen gefärbten Schnitt an. Wir ermittelten die Gefäßdichte am Lichtmikroskop mit einer Gesamtvergrößerung von 200x mit Hilfe eines Okularrasters: Es wurden vier Felder zu je 0.25 mm^2 gezählt. Wir zählten nur luminale Gefäße, einzelne Endothelzellen wurden für die Auswertung nicht berücksichtigt. Blut- und Lymphgefäße wurden – da technisch nicht exakt differenzierbar – nicht unterschieden. Als Gefäßinvasion bezeichneten wir, wenn mindestens eine Tumorzelle eindeutig in einem angefärbten Lumen darstellbar war.

Von 230 Patientinnen entwickelten 49 Patientinnen ein Rezidiv und wiesen eine mittlere Gefäßdichte von 72,4 mm^2 auf, während 181 Patientinnen, die im Beobachtungszeitraum tumorfrei lebten, eine mittlere Gefäßdichte von 45,3 mm^2 aufwiesen. Wir fanden keine Gefäßinvasion bei 6,2% der Patientinnen mit und bei 93,8% der Patientinnen ohne Rezidiv. Wir fanden Gefäßinvasion bei 59,4% der Patientinnen mit und bei 40,6% der Patientinnen ohne Rezidiv. Sowohl in der univariaten als auch in der multivariaten Analyse verblieben Gefäßdichte und Gefäßinvasion als unabhängige und klinisch relevante Prognosefaktoren für das rezidivfreie Überleben beim lymphknotennegativen Mammakarzinom, während sich für die etablierten Prognosefaktoren Tumordurchmesser, histologisches Grading und Hormonrezeptorgehalt keine prognostische Relevanz ergab. 87 Patientinnen (37,8%) mit niedriger Gefäßdichte und ohne Gefäßinvasion wiesen eine 4,6%ige Rezidivwahrscheinlichkeit nach 10 Jahren auf, während weitere 87 Patientinnen (37,8%) mit hoher Gefäßdichte und positiver Gefäßinvasion nach 10 Jahren eine Rezidivwahrscheinlichkeit von 46,0% aufwiesen (Abbildung 2).

Unsere Ergebnisse stehen damit in Einklang mit der Literatur. In einer groß angelegten Untersuchung an 254 lymphknotennegativen Mammakarzinomen berichteten Gasparini und Mitarbeiter, daß Mikrogefäßdichte, p53-Expression, Tumordurchmesser und Lymphgefäßinvasion unabhängige prognostische Parameter beim lymphknotennegativen Mammakarzinom sind, während erb-2 nicht mit dem rezi-

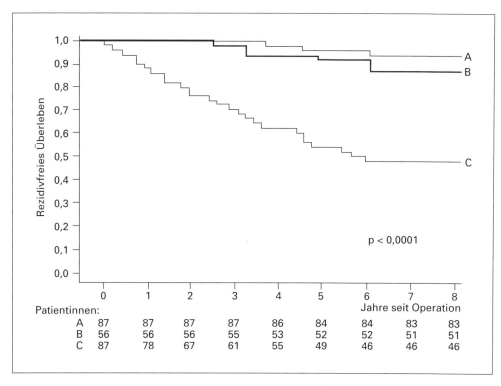

Abbildung 2: Kaplan-Meier-Kurve für das rezidivfreie Überleben bei 230 Patientinnen mit nodalnegativem Mammakarzinom. A: Gefäßdichte $\leq 40/mm^2$, Gefäßinvasion negativ (n = 87); B: Gefäßdichte $\geq 40/mm^2$, Gefäßinvasion negativ oder Gefäßdichte $\leq 40/mm^2$, Gefäßinvasion positiv (n = 54); C: Gefäßdichte $\geq 40/mm^2$, Gefäßinvasion positiv (n = 87).

divfreien Überleben korrelierte. Damit wurde erstmals die Gefäßdichte mit anderen »neuen« Prognosefaktoren des Mammakarzinoms verglichen und ihre Unabhängigkeit gezeigt. Bisher liegen rund 35 Veröffentlichungen zum Thema »Gefäßdichte und Prognose beim Mammakarzinom« vor. Die überwiegende Mehrzahl davon berichtet über einen unabhängigen prognostischen Einfluß auf das rezidivfreie oder auf das Gesamtüberleben sowohl beim nodalnegativen, aber auch beim nodalpositiven Mammakarzinom, während nur wenige Arbeiten diese Zusammenhänge nicht bestätigen [1].

Unsere Daten zeigen, daß mit Hilfe der Angiogeneseparameter »Gefäßdichte« und »Gefäßinvasion« ein Patientenkollektiv mit extrem niedrigem Rezidivrisiko erkannt werden kann. Nach vorangegangener, eingehender Prüfung in klinischen Studien, in denen die Gefäßdichte als Stratifikationskriterium getestet wird, könnten diesen

Patientinnen aufwendige und belastende Therapien erspart werden. Hingegen wurden mehr als ein Drittel aller lymphknotennegativen Patientinnen als Hochrisikopatientinnen erkannt. Diese Patientinnen könnten durchaus von dosisintensiven Therapiemaßnahmen profitieren. Weiters zeigen die vorliegenden Daten, daß es sich beim Mammakarzinom um einen angiogeneseabhängig wachsenden Tumor handelt und daher antiangiogenetische Therapiestrategien künftig auch beim Mammakarzinom sinnvoll erprobt und eingesetzt werden könnten.

Methodische Probleme

Die »interobserver variability« als auch die Heterogenität des Tumors in Hinblick auf seine Gefäßdichte stellen die wohl wichtigsten Probleme in Zusammenhang mit der Erhebung des Mikrogefäßstatus dar. In einer Arbeit von Axelsson und Mitarbeitern [1] konnte eine Übereinstimmung der Befunde in rund 60% der Fälle gezeigt werden. In 40% der Fälle stimmten die Befunde zweier unabhängiger Untersucher jedoch nicht überein. Ebenso wurde in dieser Arbeit auch auf das Problem der Heterogenität im Tumor eingegangen. In einer Arbeit von Schlenger und Mitarbeitern am Cervixkarzinom [22] korrelierte die Gefäßdichte einer Probeexzision bei 12 Uhr nur ganz schwach mit jener, die bei 6 Uhr genommen wurde. Entsprechende Bemühungen der Objektivierung des Mikrogefäßstatus wurden unternommen (Imageanalyse, biochemische Bestimmungen von Angiogenesefaktoren aus dem Serum und Harn), zeigten jedoch divergierende Ergebnisse [2, 5, 15, 24].

Zusammenfassung

1. Die beiden Parameter Gefäßdichte und Gefäßinvasion entsprechen den Anforderungen eines Prognoseparameters beim Mammakarzinom.

2. Mit den beiden Parametern Gefäßdichte und Gefäßinvasion wurde bereits wiederholt ein Patientenkollektiv mit ausgezeichneter Prognose (< 10% Rezidivwahrscheinlichkeit nach 10 Jahren) beim lymphknotennegativen Mammakarzinom identifiziert. Klinische Studien, die beide genannten Parameter als Stratifikationsparameter untersuchen, erscheinen daher gerechtfertigt.

3. Die beschriebenen Studien sind indirekte Hinweise, daß das Wachstum des Mammakarzinoms angiogeneseregulicrt erfolgt, so daß der Einsatz antiangiogenetischer Substanzen im Rahmen klinischer Studien erwogen werden sollte [3, 10, 23].

Literatur

1. *Axelsson K., Ljung B.E., Moore D.H. 2nd, Thor A.D., Chew K.L., Edgerton S.M., Smith H.S., Mayall B.H.:*
   Tumor angiogenesis as a prognostic assay for invasive ductal breast carcinoma.
   J. Natl. Cancer Inst. *87*, 997–1008 (1995)
2. *Barbareschi M., Gasparini G., Morelli L., Forti S., Dalla Palma P.:*
   Novel methods for the determination of the angiogenic activity of human tumors.
   Breast Cancer Res. Treat. *36*, 181–192 (1995)
3. *Bicknell R., Harris A.L.:*
   Mechanisms and therapeutic implications of angiogenesis.
   Curr. Opin. Oncol. *8*, 60–65 (1996)
4. *Bosari S., Lee A.K., DeLellis R.A., Wiley B.D., Heatley G.J., Silverman M.:*
   Microvessel Quantitation and Prognosis in Invasive Breast Carcinoma.
   Hum. Pathol. *23*, 755–761 (1992)
5. *DeJong J., Van Diest P.J., Baak J.P.A.:*
   Methods in Laboratory Investigation. Heterogeneity and reproducibility of Microvessel Counts in Breast Cancer.
   Lab. Invest. *73*, 922–926 (1995)
6. *Ferrara N.:*
   The role of vascular endothelial growth factor in pathological angiogenesis.
   Breast Cancer Res. Treat. *36*, 127–137 (1995)
7. *Folkman J.:*
   Clinical applications of research on angiogenesis.
   N. Engl. J. Med. *333*, 1757–1763 (1995)
8. *Folkman J.:*
   Tumor Angiogenesis: Therapeutic Implications.
   N. Engl. J. Med. *285*, 1182–1186 (1971)
9. *Folkman J.:*
   What is the evidence that tumors are angiogenesis dependent?
   J. Natl. Cancer Inst. *82*, 4–6 (1990)
10. *Gasparini G., Harris A.L.:*
    Clinical Importance of the Determination of Tumor Angiogenesis in Breast Carcinoma:
    Much More than a New Prognostic Tool.
    J. Clin. Oncol. *13*, 765–782 (1995)
11. *Gasparini G., Weidner N., Bevilacqua P., Maluta S., Dalla Palma P., Caffo O., Barbareschi M., Marubini E., Pozza F.:*
    Tumor Microvessel Density, p53 Expression, Tumor Size, and Peritumoral Lymphatic Vessel Invasion are relevant Prognostic Markers in Node-Negative Breast Carcinoma.
    J. Clin. Oncol. *12*, 454–466 (1994)
12. *Gimbrone M.A., Aster R.H., Cotran R.S., Corkery J., Jandl J.H., Folkman J.:*
    Preservation of Vascular Integrity in Organs perfused in vitro with a Platelet-rich Medium.
    Nature *222*, 33–36 (1969)
13. *Horak E.R., Leek R., Klenk N., LeJeune S., Smith K., Stuart N., Greenall M., Stepniewska K., Harris A.:*
    Angiogenesis, assessed by platelet/endothelial cell adhesion molecule antibodies, as indicator of node metastases and survival in breast cancer.
    Lancet *340*, 1120–1124 (1992)
14. *Hori A., Sasada R., Matsutani E., Maito K., Sakura Y., Fujita T., Kozai Y.:*
    Suppression of Solid Tumor Growth by Immunoneutralizing Monoclonal Antibody against Human Basic Fibroblast Growth Factor.
    Cancer Res. *51*, 6180–6184 (1991)

15. *Kohlberger P.D., Obermair A., Sliutz G., Heinzl H., Koelbl H., Breitenecker G., Gitsch G., Kainz C.:*
    Quantitative Immunohistochemistry of factor VIII-Related Antigen in Breast Carcinoma.
    Am. J. Clin. Pathol. *105*, 705–710 (1996)
16. *McCulloch P., Choy A., Martin L.:*
    Association between tumour angiogenesis and tumor cell shedding into effluent venous blood during breast cancer surgery.
    Lancet *346*, 1334–1335 (1995)
17. *Melnyk O., Shuman M.A., Kim K.J.:*
    Vascular Endothelial Growth Factor promotes tumor dissemination by a mechanism distinct from its effect on primary tumor growth.
    Cancer Res. *56*, 921–924 (1996)
18. *Millauer B., Shawyer L.K., Plate K.H., Risau W., Ullrich A.:*
    Glioblastoma growth inhibited in vivo by a dominant-negative Flk-1 mutant.
    Nature *367*, 576–579 (1994)
19. *O'Reilly M.S., Holmgren L., Shing Y., Chen C., Rosenthal R.A., Moses M., Lane W.S., Cao Y., Sage E.H., Folkman J.:*
    Angiostatin: a novel angiogenesis inhibitor that mediates the suppression of metastases by a Lewis lung carcinoma.
    Cell *79*, 315–328 (1994)
20. *Obermair A., Czerwenka K., Kurz C., Kaider A., Sevelda P.:*
    Tumorale Gefäßdichte bei Mammatumoren und ihr Einfluß auf das rezidivfreie Überleben.
    Chirurg *65*, 611–615 (1994)
21. *Obermair A., Kurz C., Czerwenka K., Thoma M., Kaider A., Wagner T., Gitsch G., Sevelda P.:*
    Microvessel density and vessel invasion in lymph-node-negative breast cancer: effect on recurrence-free survival.
    Int. J. Cancer *62*, 126–131 (1995)
22. *Schlenger K., Höckel M., Mitze M., Schäffer U., Weikel W., Knapstein P.G., Lambert A.:*
    Tumor Vascularity – A Novel prognostic Factor in Advanced Cervical Carcinoma.
    Gynecol. Oncol. *59*, 57–66 (1995)
23. *Teicher B.A.:*
    Angiogenesis and cancer metastases: therapeutic approaches.
    Crit. Rev. Oncol. Hematol. *20*, 9–39 (1995)
24. *Visscher D.W., Smilanetz S., Drozdowicz S., Wykes S.M.:*
    Prognostic significance of image morphometric microvessel enumeration in breast carcinoma.
    Anal. Quant. Cytol. Histol. *15*, 88–92 (1993)
25. *Weidner N., Semple J.P., Welch W.R., Folkman J.:*
    Tumor Angiogenesis and Metastasis-Correlation in invasive Breast Carcinoma.
    N. Engl. J. Med. *324*, 1–8 (1991)
26. *Weidner N.:*
    Current pathologic methods for measuring intratumoral microvessel density within breast carcinoma and other solid tumors.
    Breast Cancer Res. Treat. *36*, 169–180 (1995)
27. *Weidner N.:*
    Intratumoral Microvessel Density as a Prognostic Factor in Cancer.
    Am. J. Pathol. *147*, 9–19 (1995)

Prognostische Bedeutung von CD44-Standard und -Isoformen für das Mammakarzinom[1]

K. Friedrichs

I. Einführung

Die Beteiligung von Lymphozytenadhäsionsmolekülen an der Tumorprogression wurde schon längere Zeit vermutet. Das CD44-Gen kodiert den Hyaluronsäurerezeptor und vermittelt eine Wechselwirkung zwischen Bestandteilen der extrazellulären Matrix und dem Zytoskelett von epithelialen und fibroblastenähnlichen Zellen. Die CD44-Familie erfüllt wichtige Funktionen beim Lymphozyten-»Homing« sowie bei der Zelladhäsion und -migration. Es ist gezeigt worden, daß CD44 auf sehr vielen verschiedenen somatischen Zelltypen exprimiert wird [Terpe et al., 1994 a/b]. Der Hyaluronsäurerezeptor wird zwar nur von einem Gen kodiert, erreicht aber durch die posttranskriptionellen Veränderungen des alternativen Spleißens der m-RNA einen großen Variantenreichtum. Neben der weitverbreiteten Standardform des CD44 (CD44s, Abbildung 1) entstehen durch das alternative Spleißen von 10 weiteren Exons multiple variante Isoformen, die sich hinsichtlich ihrer Exonkomposition unterscheiden. Unterschiedliche Anordnungen der varianten Exons führen zu etwa 30 verschiedenen varianten Isoformen [Günthert et al., 1993], die sich in ihren extrazellulären Anteilen unterscheiden. Abbildung 2 zeigt die Proteinstruktur von CD44s (Abbildung 2 A) und die komplette Anordnung der bekannten varianten Isoformen im Vergleich mit dem CD44 Standard (Abbildung 2 B).

In dieser Arbeit wurde die prognostische Relevanz der Protein- und RNA-Expression der Standardform des CD44 sowie der Isoformen, welche die varianten Exons 6 (CD44-6v) und 9 (CD44-9v) enthalten, für das Mammakarzinom untersucht. Als besonders interessant ist in diesem Zusammenhang das Exon 6 des varianten Teils des CD44-Gens anzusehen, da die Expression dieses Gens mit dem Metastasierungspotential einer Pankreas-Adenokarzinom-Zellinie der Ratte korreliert ist [Günthert et al., 1991].

---

[1] Das Projekt wurde von der Hamburger Stiftung zur Förderung der Krebsbekämpfung unterstützt.

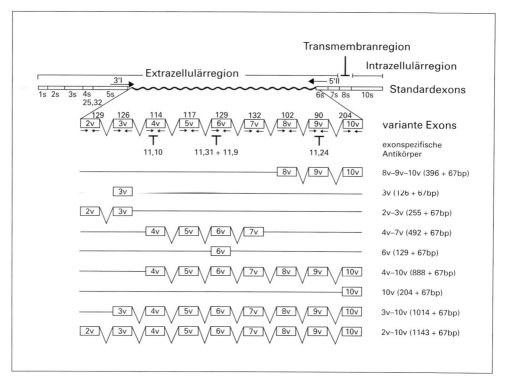

Abbildung 1: Darstellung der bekannten varianten CD44-Exons (2v–10v) sowie der spezifisch in Mammakarzinomen exprimierten varianten CD44-Isoformen. Im oberen Teil der Abbildung ist die komplette Anzahl der varianten Exons zwischen den Standard-Exons 5s und 6s gezeigt. Die Länge (bp) der varianten Exons ist über dem jeweiligen Kästchen angegeben. CD44-spezifische PCR-Primer setzen an dem 3`Ende von Exon 5s und dem 5`Ende von Exon 6s an und sind durch mit I und II bezeichneten Pfeilen dargestellt. Die kleinen Pfeile unter den Kästchen der varianten Exons zeigen die Ansatzpunkte der Primer für die verwendeten exonspezifischen Sonden an. Die Epitope der verwendeten monoklonalen Antikörper 25.32 (CD44s), 11.10 (CD44-4v), 11.9 und 11.31 (CD44-6v) und 11.24 CD44-9v sind jeweils unter dem Exon angeordnet. Im unteren Teil der Darstellung ist die Anordnung der am häufigsten in den untersuchten Mammakarzinomen exprimierten Exons (CD44v) dargestellt. Die Länge (bp) der jeweiligen PCR-Produkte ist in Klammern dahintergestellt.

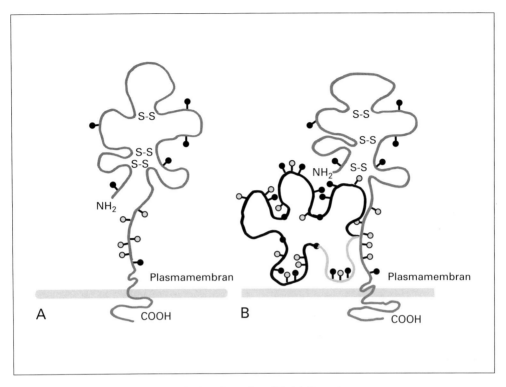

Abbildung 2: Zweidimensionale Struktur des CD44-Proteins.

A. Konfiguration von CD44-Standard mit Darstellung der glykosylierten Seitenketten. Intrazellulär liegt der Carboxy-Terminus, während der Amino-Terminus extrazellulär lokalisiert ist.

B. Komplette Darstellung der varianten Isoformen des CD44-Moleküls. Die zusätzlichen extrazellulären Domänen entstehen durch alternatives Spleißen varianter Exons und sind ebenso wie das CD44-Standard-Protein mit glykosylierten Seitenketten versehen.

II. Material und Methoden

II.1. Immunhistochemische Darstellung der CD44-Isoformen

Die immunhistochemische Analyse der CD44-Isoformen wurde an kryoasservierten Tumorblöcken von 194 primären, invasiven Mammakarzinomen vorgenommen. Die Tumoren wurden mit der APAAP-Technik (alkalische Phosphatase/antialkalische Phosphatase [Cordell et al., 1984] gefärbt.

II.2. Mikrodissektion von Tumormaterial
(vergl. Friedrichs et al., 1995a)

II.3. Reverse Transkription und CD44-PCR
(vergl. Friedrichs et al., 1995a)

II.4. Southern-Blot Hybridisierung der CD44-Isoformen
(vergl. Friedrichs et al., 1995a)

III. Ergebnisse

III.1. Immunhistochemische Expressionsmuster von CD44s und Isoformen

Für die Evaluierung der potentiellen Rolle von CD44s und varianten Isoformen im klinischen Verlauf des Mammakarzinoms wurde deren gewebliches Expressionsmuster an einem Kollektiv von 194 Patientinnen mit primär invasivem Tumor korreliert mit dem Überleben der Patientinnen. Der Beobachtungszeitraum für diese Patientengruppe betrug bis zu 7 Jahren (Median 36,9 Monate).

Die immunhistochemische Darstellung von CD44s sowie der die varianten Exons 4v, 6v und 9v enthaltenden Isoformen erfolgte jeweils mit exonspezifischen monoklonalen Antikörpern [Mackay et al., 1994]. Mit diesen vier Antikörpern ist es möglich, einzelne Exon-Produkte selektiv zu detektieren, nicht aber die komplette Exonkomposition innerhalb eines einzelnen Tumors darzustellen. Die Frage nach dem gesamten Spektrum der in einem Tumor exprimierten CD44-Isoformen wurde an einem ausgewählten Kollektiv von 43 prognostisch besonders ungünstigen (nodal hochpositiven) Mammakarzinomen mit Hilfe der RT-PCR untersucht. Zusätzlich wurde die Expression der CD44-Isoformen mit den etablierten Prognosefaktoren für das Mammakarzinom korreliert (Tabelle 1).

Faktor	Patienten-zahl	% positiv[1] CD44-s (n)	% positiv[1] CD44-6v (n)	% positiv[1] CD44-9v (n)
Status		n.s.	n.s.	n.s.
prämenopausal	73	71,2 (52)	47,9 (35)	74,0 (54)
postmenopausal	121	75,2 (91)	59,5 (72)	78,5 (95)
Nodalstatus		n.s.	< 0,05	< 0,05
positiv	102	67,4 (62)	40,2 (37)	69,6 (64)
negativ	92	79,4 (81)	68,6 (70)	83,3 (85)
Tumorgröße		n.s.	n.s.	n.s.
pT1	32	81,3 (26)	50,0 (16)	84,4 (27)
pT2	133	72,9 (97)	57,1 (76)	76,7 (102)
pT3	18	66,7 (12)	50,0 (9)	61,1 (11)
pT4	11	72,7 (8)	54,5 (6)	81,8 (9)
ER-Gehalt[2]* (fmol/mg Protein)		n.s.	n.s.	n.s.
<20	52	73,1 (38)	51,9 (27)	75,0 (39)
≥20	141	74,5 (105)	56,7 (80)	78,0 (110)
PR-Gehalt[2] (fmol/mg Protein)		n.s.	n.s.	p = 0,068
<20	56	71,4 (40)	48,2 (27)	69,6 (39)
≥20	138	74,6 (103)	58,0 (80)	79,7 (110)
Histologisches Grading		n.s.	n.s.	n.s.
I	22	72,7 (16)	45,5 (10)	63,6 (14)
II	83	78,3 (65)	56,6 (47)	81,9 (68)
III	89	69,7 (62)	56,2 (50)	75,3 (67)

1) Mikroskopische Beurteilung der immunhistochemischen Expression; p-Werte beziehen sich auf den Unterschied in der Immunoreaktivität (positive vs. negative Tumoren). Die Unterschiede wurden univariat analysiert und wurden mit Hilfe des χ^2-Tests errechnet.

2) n = 193

Tabelle 1: Immunhistochemische Expression von CD44s und Isoformen (CD44-6v und CD44-9v) in 194 primären Mammakarzinomen verglichen mit etablierten klinischen Risikofaktoren.

III.2. Korrelation der Expression von CD44-Isoformen mit dem Überleben

Das krankheitsfreie Überleben (Abbildungen 3–5) und das Gesamtüberleben (Abbildungen 6–8) von 194 Patientinnen mit einem Mammakarzinom wurde mit der CD44-Expression korreliert. Die immunhistochemische Expression von CD44s (Abbildung 3) ergab ein signifikant (p = 0,014) längeres krankheitsfreies Überleben in einem Kollektiv von 142 Patientinnen, deren Tumor CD44s exprimierte. Dies galt in ähnlicher Weise (p = 0,01) für Patientinnen (n = 148) mit einem Mammakarzinom, das immunoreaktiv für CD44-9v war (Abbildung 5). Die Expression von CD44-6v enthaltenden Isoformen war ohne Einfluß auf das krankheitsfreie Überleben der Patientinnen (Abbildung 4). Somit war die Präsenz von CD44s und CD44-9v in dieser Untersuchung mit weniger aggressivem Tumorwachstum korreliert. Der Vergleich des Gesamtüberlebens von Patientinnen mit der Expression von CD44s, -6v und -9v enthaltenden Isoformen ergab jedoch keine statistischen verwertbaren Korrelationen.

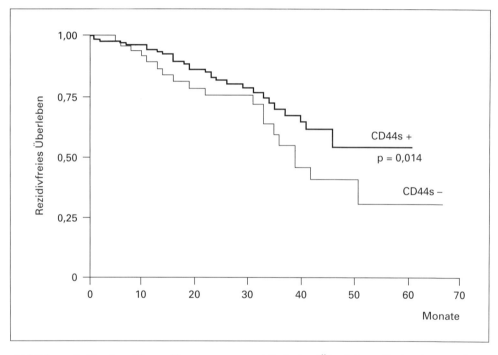

Abbildung 3: Kaplan-Meyer-Kurven zum rezidivfreien Überleben: Patientinnen, deren Tumor kein CD44s exprimierte (dünne Linie, CD44s–, 19/51 Patientinnen hatten Metastasen entwickelt) im Vergleich mit Patientinnen, deren Primärtumor CD44s exprimierte (kräftige Linie, CD44s+, 31/143 Patientinnen mit Metastasen). Der Unterschied im Verlauf der beiden Kurven ist signifikant. Die mittlere Beobachtungszeit betrug 36,9 Monate.

III.3. Analyse der CD44-Exon-Komposition durch RT-PCR

Die Tumoren von 43 nodalpositiven Patientinnen mit ungünstiger Prognose (>2 befallene Lymphknoten) dienten zur detaillierten Analyse der CD44-Exon-Komposition und wurden mit Hilfe der RT-PCR untersucht (Abbildung 9, Seite 123). Die für die CD44-spezifische PCR eingesetzte cDNA-Menge wurde gegenüber der cDNA-Menge der Hypoxanthin-Phosphoribosyl-Transferase (HPRT) semiquantitativ äquilibriert. Die Hybridisierung mit den exonspezifischen CD44-Sonden (CD44-2v-10v sowie CD44s) zeigte, daß die meisten der untersuchten Mammakarzinome RNA mit den kombinierten varianten Exons 8-9-10 in der Gesamtlänge von 463 bp (Exons 8 + 9 + 10 mit 396 bp zuzüglich CD44s mit 67 bp; vergl. Abbildung 2) enthielten. Weitere häufig exprimierte Isoformen enthielten entweder die Exons 3v, 6v oder 10v, die durch alternatives Spleißen in den CD44s gelangten, zuzüglich CD44s mit 67 bp. Die PCR-Produkte dieser Isoformen waren 193, 196 bzw. 271 bp lang. Die Expression kurzer

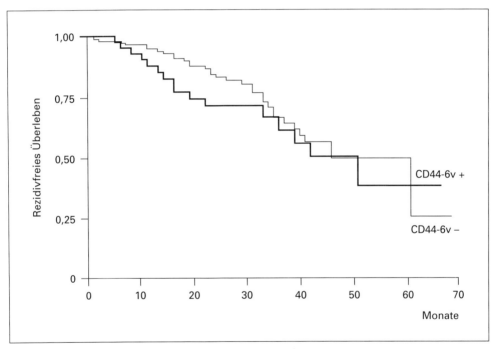

Abbildung 4: Kaplan-Meyer-Kurven zum rezidivfreien Überleben: Patientinnen, deren Tumor kein CD44-6v exprimierte (dünne Linie, CD44-6v–, 16/87 Patientinnen hatten Metastasen entwickelt) im Vergleich mit Patientinnen mit einem immunhistochemisch für CD44-6v positiven Primärtumor (kräftige Linie, CD44-6v+, 34/107 Patientinnen mit Metastasen). Der Unterschied im Verlauf der beiden Kurven ist nicht signifikant. Die mittlere Beobachtungszeit betrug 36,9 Monate.

(196 bp) CD44-6v-Isoformen wurde als charakteristisch für reaktive und ruhende Lymphozyten beschrieben [Terpe et al., 1994a]. Die in der vorliegenden Arbeit gefundenen Isoformen (vergl. Abbildung 1) umfaßten die Exons 4v-7v (559 bp), 4v-10v (955 bp), 3v-10v (1081 bp) und weniger häufig 2v-10v (1210 bp). Diese Isoformen wurden im verhornenden Plattenepithel der normalen Haut [Terpe et al., 1994 a] beobachtet. In der vorliegenden Arbeit wurden die gleichen Isoformen zum einen mit Hilfe der RT-PCR im Epithel der normalen Mamma gefunden (nicht gezeigt) und die entsprechenden Proteine zusätzlich immunhistochemisch nachgewiesen. Offensichtlich ist die Expression der varianten CD44-Exons 4v-7v, 4v-10v, 3v-10v und 2v-10v damit nicht spezifisch für Mammakarzinomzellen, sondern reflektiert eher die Heterogenität des untersuchten Gewebetyps.

In der Mehrzahl der untersuchten Fälle fand sich eine Übereinstimmung zwischen der erhöhten immunhistochemischen CD44-6v-Expression (++ und +++) und der erhöhten RNA-Expression (Tabelle 2). Die erhöhte Expression von CD44-6v enthal-

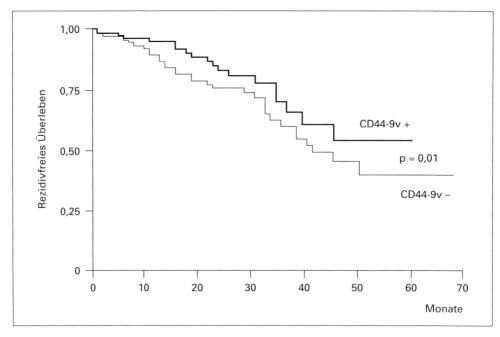

Abbildung 5: Kaplan-Meyer-Kurven zum rezidivfreien Überleben: Patientinnen, deren Tumor kein CD44-9v exprimierte (dünne Linie, CD44-9v−, 16/45 Patientinnen hatten Metastasen entwickelt) im Vergleich mit Patientinnen mit einem Primärtumor mit CD44-9v-Expression (kräftige Linie, CD44-9v+, 34/149 Patientinnen mit Metastasen). Der Unterschied im Verlauf der beiden Kurven ist signifikant. Die mittlere Beobachtungszeit betrug 36,9 Monate.

Patientin #	Verlauf[1]	Immun-histochemische Expression[2] CD44-6v	RT-PCR CD44-6v[3] (kurze Form)	RT-PCR CD44-6v[4] (lange Form)	ER[5]	PR[6]
1	m	++	+++	+++	+	+
2	m	+	+	++	+	+
3	†	++	+	+++	+	+
4	r	+	++	++	+	+
5	m	+	+++	+++	+	+
6	m	+	+++	+	–	–
7	†	+++	–	+++	(+)	+
8	r	+++	++	+++	+	+
9	†	++	+	++	+	(+)
10	r	+	+	++	–	–
11	r	+	++	++	+	+
12	†	++	+++	+++	+	+
13	r	+++	+++	+++	+	+
14	†	+++	+++	+++	+	(+)
15	†	+	+	++	+	+
16	m	–	+++	–	–	–
17	†	+	–	++	+	–
18	r	++	+	++	+	+
19	†	++	++	+++	+	(+)
20	†	–	++	+	(+)	+
21	†	+++	–	+++	(+)	+
22	r	+++	++	+++	+	+

1 Alle Patientinnen waren nodalpositiv (>2 tumorbefallene axilläre Lymphknoten)
  r = rezidivfrei am Leben, m = Metastasenbildung, † = verstorben.
2 Immunhistochemische Expression (mAb 11.9) als Quantifizierungsmethode
3 Die »kurze« CD44-6v-Isoform (196 bp) enthält zusätzlich zum CD44 Standard nur Exon 6v.
4 Die »langen« CD44-6v-Isoformen umfassen neben CD44-s und dem varianten Exon 6v weitere zusätzliche variante Exons in unterschiedlicher Komposition. Die RT-PCR-Ergebnisse wurden semiquantitativ ausgewertet : +++ starke RNA-Expression, ++ mäßige, + schwache und – keine RNA-Expression.
5, 6 Hormonrezeptor-Gehalt (ER bzw. PR) $\geq$20 fmol/mg Protein: +; 10–19 fmol/mg Protein: (+); <10 fmol/mg Protein: –

Tabelle 2: Korrelation des Krankheitsverlaufes von 22/43 Patientinnen mit den RT-PCR-Ergebnissen sowie der immunhistochemischen Expression von CD44-6v.

tenden Isoformen erwies sich nicht indikativ für einen raschen Progress des Tumorleidens. Der Nachweis erhöhter Level von CD44-8v-10v und -2v enthaltenden Isoformen korrelierte auch nicht mit dem Überleben. Daraus ergeben sich jedoch keine deutlichen Korrelationen zum Verlauf der Erkrankung oder zum Rezeptorstatus der Tumoren. In der weit überwiegenden Anzahl der Fälle stimmten der Östrogen- und der Progesteronrezeptorstatus überein. Nur in zwei Fällen war bei eindeutig positivem Östrogenrezeptorstatus der Progesteronrezeptorstatus nicht konkordant. Der Hormonrezeptorstatus war nicht mit dem Vorkommen der langen oder kurzen Form der CD44-6v-mRNA korreliert.

III.4. Immunhistochemische Detektion und RNA-Expression von CD44-Isoformen

In dieser Studie an 102 nodalnegativen und 92 nodalpositiven Mammakarzinom-Patientinnen korrelierte die Expression von CD44-Standard mit keinem der untersuchten klassischen Prognosefaktoren. Dies steht im Gegensatz zu einer früheren

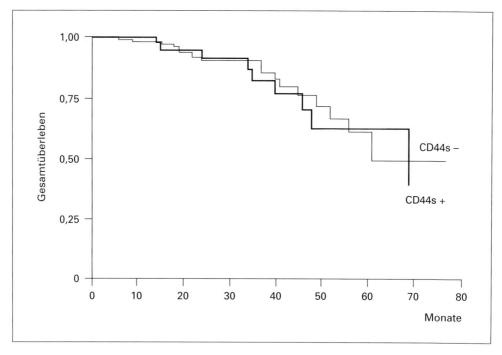

Abbildung 6: Kaplan-Meyer-Kurven zum Gesamtüberleben: Patientinnen, deren Tumor CD44s exprimierte (kräftige Linie, CD44s+, 19/143 Patientinnen sind verstorben) im Vergleich mit Patientinnen, deren Primärtumor kein CD44s zeigte (dünne Linie, CD44s–, 9/51 Patientinnen sind verstorben). Der Verlauf der gezeigten Kurven differiert nicht signifikant. Die mittlere Beobachtungszeit betrug 36,9 Monate.

Untersuchung [Joensuu et al., 1993] an paraffineingebetteten Mammakarzinom-Geweben, in der abweichend von den Ergebnissen dieser Studie bei Expression von CD44s eine schlechtere Differenzierung, ein Verlust der Expression des Östrogenrezeptors und eine schlechtere Prognose für die betroffenen Patientinnen konstatiert wurde. Plausible Gründe für diese Diskrepanz sind, daß

1. diese Studie an kryoasserviertem Tumormaterial durchgeführt wurde, im Gegensatz zum weniger immunoreaktiven Paraffinmaterial,
2. erhebliche Diskrepanzen in der Definition des Cut-off-Levels bestanden (5% der sichtbaren Tumorzellen in dieser Studie vs. 50% in der von Joensuu et al. 1993 publizierten Arbeit) und
3. grundsätzlich unterschiedliche Einschätzungen über den Grad der bereits im normalen Drüsenepithel erkennbaren Expression von CD44s deutlich wurden. In der vorliegenden Studie wurde die Expression von CD44s an Tumorzellen als ebenso stark eingeschätzt wie an normalem duktalem Epithel der Mamma.

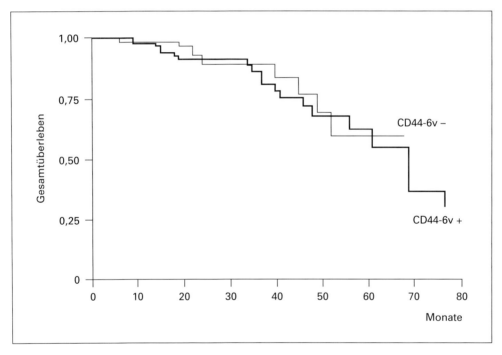

Abbildung 7: Kaplan-Meyer-Kurven zum Gesamtüberleben: Patientinnen, deren Tumor CD44-6v exprimierte (kräftige Linie, CD44-6v+, 18/107 Patientinnen sind verstorben) im Vergleich mit Patientinnen, deren Primärtumor kein CD44-6v zeigte (dünne Linie, CD44-6v–, 10/87 Patientinnen sind verstorben). Der Verlauf der gezeigten Kurven differiert nicht signifikant. Die mittlere Beobachtungszeit betrug 36,9 Monate.

CD44-6v enthaltende Isoformen sind an der Entstehung von Metastasen in einem Ratten-Tumormodell [Günthert et al., 1991] beteiligt. Beim Menschen zeigte sich eine Korrelation der Expression von CD44-6v mit einem schlechteren Überleben bei Patienten mit Magen- [Mayer et al., 1993b] oder Kolonkarzinom [Mulder et al., 1994] sowie für das Non-Hodgkin Lymphom [Stauder et al., 1995]. Darüber hinaus weisen mehrere Publikationen [Matsumura und Tarin, 1992, Iida und Bourguignon, 1995] darauf hin, daß auch für das Mammakarzinom die Expression von CD44-6v mit einer ungünstigeren Prognose verbunden ist. Die Mehrzahl dieser Untersuchungen beruht auf Resultaten, die mit der RT-PCR erzielt wurden [Matsumura und Tarin, 1992, Iida et al., 1994] und die Hinweise dafür lieferten, daß sich eine CD44-6v-Expression fast ausschließlich in malignen Tumoren der Mamma findet. Zwei Arbeitsgruppen, die zu ähnlichen Korrelationen kamen [Kaufmann et al. 1995, Sinn et al., 1995] verwendeten CD44-6v-spezifische Antikörper. In dieser Analyse wurden die klinischen Daten von 194 Mammakarzinom-Patientinnen gesammelt und der Krankheitsverlauf über einen Zeitraum bis zu 80 Monaten nachverfolgt.

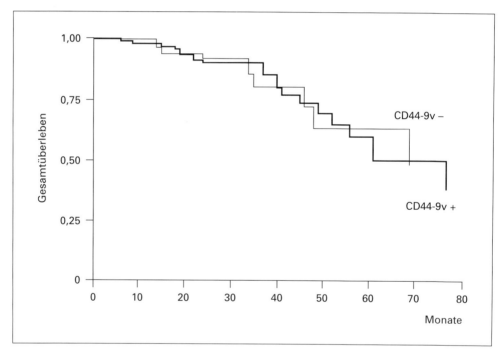

Abbildung 8: Kaplan-Meyer-Kurven zum Gesamtüberleben: Patientinnen, deren Tumor CD44-9v exprimierte (kräftige Linie, CD44-9v+, 20/149 Patientinnen sind verstorben) im Vergleich mit Patientinnen, deren Primärtumor kein CD44-9v zeigte (dünne durchgezogene Linie, CD44-9v–, 8/45 Patientinnen sind verstorben). Der Verlauf der gezeigten Kurven differiert nicht signifikant.

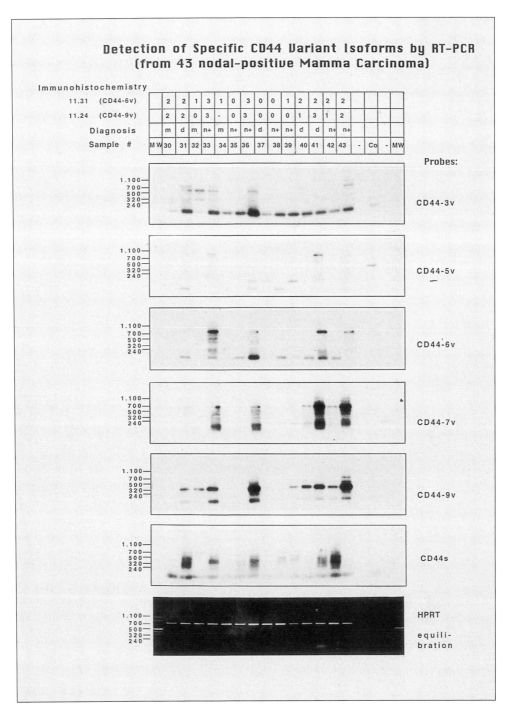

Abbildung 9: Exon-spezifische Southern-Blots Tumor 1-15.

Die Beobachtung, daß die Expression von CD44-6v mit einer ungünstigeren Prognose für das Mammakarzinom verbunden ist, wird durch die Ergebnisse unserer Studie nicht gestützt. Umfangreiche eigene Untersuchungen [Friedrichs et al., 1995 b] an Mammakarzinomen von annähernd 300 weiteren Patientinnen untermauern diese Aussage: Es fand sich keine Korrelation der CD44-6v-Expression mit dem krankheitsfreien Überleben und der Gesamtüberlebenszeit. Aktualisierte Analysen der Arbeitsgruppe um Kaufmann et al. [v. Minckwitz et al., 1996] an ebenfalls über 300 Fällen zeigten keinen signifikanten Unterschied mehr zwischen CD44-6v-positiven und -negativen Tumoren. Die Analyse der RT-PCR-Daten ergab, daß weder die lange noch die kurze Form der CD44-6v-spezifischen mRNA einen zuverlässigen Indikator für die Progressionstendenz der Erkrankung darstellte. Zusammengenommen mit den immunhistochemischen Ergebnissen für CD44s und für die Isoformen CD44-6v und -9v ergibt sich ein sehr breites Variationsspektrum der Expression, das eher die Heterogenität einzelner Tumoren reflektiert als in einem erkennbaren Zusammenhang mit der Aggressivität des Tumorwachstums steht.

Untersuchungen [Ermak et. al., 1996] an primären Mammakarzinomen ergaben ungewöhnliche Sequenzrearrangements, deren klinischer Stellenwert noch überprüft werden sollte. Das gleiche gilt für Untersuchungen an Patientinnen mit metastasierendem Mammakarzinom im fortgeschrittenen Stadium: Classen et al. (Manuskript in Vorbereitung) konnten eine signifikante Korrelation zwischen Tumorlast und löslichem CD44-6v im Serum von 59 Frauen mit metastasierendem Mammakarzinom zeigen.

Die Anwesenheit von Proteinen, die CD44-6v enthaltende Isoformen in Normal- und Tumorgewebe repräsentieren, wurde sowohl in dieser Studie als auch in anderen Untersuchungen gezeigt [Fox et al., 1993, Fox et al., 1994, Terpe et al., 1994]. Somit erscheint deren völlige Abwesenheit in nichtmalignen Zellen und die folglich vermutete Relevanz als Marker der Tumorzellaggressivität [Kaufmann et al. 1995] höchst unwahrscheinlich. Die unterschiedliche Affinität und Spezifität der verwendeten Antikörper wäre eine denkbare Ursache für die diskrepanten Ergebnisse. Daher wurde der größte Teil der immunhistochemischen Untersuchungen mit dem CD44-6v-spezifischen Antikörper VFF-7 wiederholt, der in einer der auswärtigen Studien [Kaufmann et al., 1995] verwendet worden war. Die Ergebnisse im Hinblick auf die CD44-6v-Expression waren auch mit diesem Antikörper fast identisch mit denen, die zuvor beim Einsatz des monoklonalen Antikörpers 11.31 erzielt wurden, und blieben folglich ohne Einfluß auf die statistischen Aussagen.

Ergänzende Untersuchungen zur Frage der Epitop-Spezifität der verschiedenen Antikörper wurden mit einem CD44-6v-blockierenden Peptid in einem ELISA angestellt [Mackay et al., 1994]. Dabei zeigte sich, daß die von den Antikörpern erkannten Epitope im CD44-6v-Bereich weitgehend identisch waren. Eine einfache

Erklärung bezüglich der immunhistochemisch nachweisbaren Präsenz von CD44-6v enthaltenden Isoformen in normalem Drüsengewebe der Mamma ist somit nicht zur Hand. Möglicherweise kann die Auswahl der Tumorproben, die im eigenen Kollektiv nach Zufallskriterien erfolgte, für die unterschiedlichen Resultate verantwortlich sein.

Im Hinblick darauf, daß CD44-6v enthaltende Isoformen im normalen duktalen Epithel der Mamma ebenso wie in epithelialen Hyperplasien oder benignen Tumoren (Fibroadenome) exprimiert werden, muß es als unwahrscheinlich angesehen werden, daß die Anwesenheit von CD44-6v-Protein allein einen Parameter für das metastatische Potential des Mammakarzinoms darstellt. Wahrscheinlicher ist, daß die Präsenz von CD44-6v und -9v enthaltenden Isoformen einen bestimmten Differenzierungszustand markiert, der möglicherweise für die Aufrechterhaltung von Zell-Zell- bzw. Zell-Matrix-Interaktionen des duktalen und duktulären Epithels bedeutsam ist. Die Deregulation der Expression ist ein Phänomen, das auch von anderen Adhäsionsmolekülen wie z.B. einigen Integrinen [Pignatelli, 1992] bekannt ist und in der Regel mit einem Verlust der zellulären Differenzierung und Ausrichtung (Polarisation) verbunden ist. Dies wird durch die Resultate der vorliegenden Arbeit insofern unterstrichen, als hier gezeigt wurde, daß hormonrezeptorpositive Tumoren mit dem histologischem Grading I in ihrer zellulären Differenzierung und Oberflächenverteilung eine dem Normalgewebe ähnliche Expression von CD44-6v enthaltenden Isoformen aufweisen. In Übereinstimmung mit diesem Befund steht auch die Beobachtung, daß tubuläre Mammakarzinome, eine Subgruppe besonders gut differenzierter und prognostisch günstiger Mammakarzinome, generell eine kräftige Expression sowohl des CD44s als auch der CD44-6v- und -9v enthaltenden Isoformen zeigen (Franke et al., Manuskript in Vorbereitung).

Die weiteren Ergebnisse legen den Schluß nahe, daß die CD44-6v enthaltenden Isoformen im Primärtumor dann als Indikatoren für einen hohen Differenzierungsgrad gelten können, wenn bereits das nichttransformierte Ursprungsgewebe eine CD44-6v-Expression zeigt. So fehlte u.a. in Plattenepithelkarzinomen des Oropharynx eine CD44-6v-Expression fast völlig, während auf den Tumorzellen noch eine CD44s-Expression nachweisbar war [Salmi et al., 1993]. Variante Isoformen des CD44 haben für die Erhaltung der normalen Histoarchitektur der menschlichen Lunge eine entscheidende Bedeutung. Im Rahmen pathophysiologischer Veränderungen wie z.B. der Lungenfibrose kommt es parallel mit dem Sistieren epithelial-mesenchymaler Interaktionen zum Expressionsverlust von CD44v-Isoformen auf der Zelloberfläche der Pneumozyten. Aber auch im Rahmen entzündlicher Erkrankungen des Darmes, wie z.B. der Colitis ulcerosa [Rosenberg et al., 1995] kommt es zur Expression von CD44-6v-Protein, das in der normalen Darmschleimhaut nicht exprimiert wird.

Die erhöhte Expression der Rezeptoren für Östrogene und Progesteron im Mammakarzinom ist ein Zeichen der zellulären Differenzierung [Lippman, 1989]. Diese Rezeptoren stellen hormoninduzierbare Transkriptionsfaktoren dar, die strukturelle Gemeinsamkeiten mit den Rezeptoren für Retinoinsäure, Vitamin D, Schilddrüsenhormone und Glukokortikoide haben [Rev. bei El-Ashry und Lippman, 1994]. Die genannten Rezeptoren sind nahe verwandte modulare Proteine, die aus mehreren Domänen bestehen. So ist im Bereich des Carboxy-Terminus der hormonbindende Bereich gelegen, während am aminoterminalen Ende eine transkriptionelle Enhancer-Region lokalisiert ist. Der Mittelteil dieser Rezeptoren trägt eine DNA-Bindungsdomäne, die aus zwei Zinkfinger-Strukturen besteht. Diese Domäne erkennt und bindet an spezifische palindromische Sequenzen in der Promotor-Region von regulierbaren Genen [Klein-Hitpass et al., 1986 und Berg et al., 1989]. Zur Aktivierung der Transkription ist jedoch nicht nur die Hormon-Rezeptor-Bindung notwendig, sondern auch die Protein-Protein-Interaktion bedeutsam [Miner et al., 1991]. Die Analyse der regulatorischen Region des humanen CD44-Gens – bis 5880 Nukleotide »up-stream« des Transkriptionsstartes – weist auf zwei derartige, potentiell steroidhormonbindende Regionen in den Positionen –2000 und –2300 mit der Konsensus-Sequenz AGNNCANNNTGNNCT hin (Günthert, unveröffentlichte Beobachtung). Ob durch Bindung in diesen Bereichen Hormonrezeptor-Komplexe in vivo die Expression von CD44 modulieren, bleibt zu überprüfen.

Östrogene können epitheliale Zellen der Mamma in ihrer Differenzierung und Proliferation beeinflussen [Lippman und Dickson, 1989]. In einer präliminären Studie [Watson und Snell, 1994] zeigte sich in Mammakarzinom-Zellinien eine positive Korrelation zwischen Östrogenrezeptorstatus und der Expression von CD44v. Weitere Beispiele für Moleküle, die an der Progression des Mammakarzinoms beteiligt sind und von Steroidhormonen reguliert werden, sind das Kathepsin D [Lippman und Dickson, 1989] und der hochaffine 67-kDa-Laminin-Rezeptor [Castronovo et al., 1989, Shi et al., 1993].

In der vorliegenden Untersuchung zeigte sich Koinzidenz (p = 0,068) zwischen einem etablierten Marker für zelluläre Differenzierung (Progesteron-Rezeptor) und einem potentiellen Indikator eines differenzierteren Phänotyps (CD44-9v). Auch dieser Befund spricht gegen eine signifikante Beteiligung von CD44-Isoformen an der Progression des Mammakarzinoms. Die Ergebnisse dieser umfangreichen Untersuchungen sind eher indikativ für einen regulatorischen Effekt von Steroidhormonen auf die Expression von CD44-9v enthaltenden Isoformen.

Literatur

1. *Berg, J.M.:*
   DNA binding specificity of steroid receptors.
   Cell 57, 1065–1068 (1989)
2. *Castronovo, V., Taraboletti, G., Liotta, L.A., Sobel, M.E.:*
   Modulation of laminin receptor expression by estrogens and progestins in human breast cancer cell lines.
   J. Natl. Cancer Inst. *81*, 781–788 (1989)
3. *El-Ashry, D., Lippman, M.E.:*
   Molecular biology of breast carcinoma.
   World J. Surg. *18*, 12–20 (1994)
4. *Ermak, G., Jennings, T., Boguniewicz, A. Figge, J.:*
   Novel CD44 messenger RNA isoforms in human thyroid and breast tissues feature unusual sequence rearrangements.
   Clin. Cancer Res. *2*, 1251–1254 (1996)
5. *Fox, S.B., Gatter, K.C., Jackson, D.G., Screaton, G.R., Bell, M.V., Bell, J.I., Harris, A.L., Simmons, D., Fawcett, J.*
   CD44 and cancer screening.
   Lancet *342*, 548–549 (1993)
6. *Fox, S.B., Fawcett, J., Jackson, D.G., Collins, I., Gatter, K.C., Harris, A.L., Gearing, A., Simmons, D.L.*
   Normal human tissues, in addition to some tumors, express multiple different CD44-isoforms.
   Cancer Res. *54*, 4539–4546 (1994)
7. *Friedrichs, K., Kügler, G., Franke, F., Terpe, H.-J., Arlt, J., Regidor, J.-A., Günthert, U.:*
   CD44-isoforms and prognosis of breast cancer.
   Lancet, *345*, 1237 (1995a)
8. *Friedrichs, K., Franke, F., Lisboa, B.-W., Kügler, G., Gille, I., Terpe, H.-J., Hölzel, F., Maass, H., Günthert, U.:*
   CD44-isoforms correlate with cellular differentiation but not with prognosis in human breast cancer.
   Cancer Res. *55*, 5424–5433 (1995b)
9. *Günthert, U., Hofmann, M., Rudy, W., Reber, S., Zöller, M., Haussmann, I., Matzku, S., Wenzel, A., Ponta, H., Herrlich, P.:*
   A new variant of glycoprotein CD44 confers metastatic potential to rat carcinoma cells.
   Cell *65/1*, 3–24 (1991)
10. *Günthert, U.:*
    CD44: a multitude of isoforms with diverse functions. In: Dunon, D., Mackay, C., Imhof, B.A. (eds.): Adhesion in Leukocyte Homing and Differentiation.
    Curr. Topics Microbiol. Immunol. *184*, 47–63 (1993)
11. *Joensuu, H., Ristomäki, R., Klemi, P.J., Jalkanen, S.:*
    Glycoprotein CD44 expression and its association with survival in breast cancer.
    Am. J. Pathol. *143*, 867–874 (1993)
12. *Kaufmann, M., Heider, K.-H., Sinn, H.-P., v. Minckwitz, G., Ponta, H., Herrlich, P.:*
    CD44 variant exon epitopes in primary breast cancer and length of survival.
    Lancet *345*, 615–619 (1995)
13. *Klein-Hitpass, L., Schorpp, M., Wagner, U.:*
    An estrogen-responsive element derived from the 5` flanking region of the Xenopus vitellogenin A2 gene functions in transfected human cells.
    Cell *46*, 1053–1061 (1986)

14. *Lippman, M.E., Dickson, R.B.:*
    Mechanisms of normal and malignant breast epithelial growth regulation.
    J. Steroid Biochem. *34*, 107–121 (1989)
15. *Lippman, M.E., Weisenthal, L.M., Paik, S.M.:*
    erbB-2 positive specimens from previously untreated breast cancer patients have in vitro drug resistance profiles which resemble profiles of specimens obtained from patients who have previously failed combination chemotherapy.
    Proc. Am. Soc. Clin. Oncol. *9*, 88–92 (1990)
16. *Mackay, C.R., Terpe, H.-J., Stauder, R., Marston, W., Stark, H., Günthert, U.:*
    Expression and modulation of CD44 variant isoforms in humans.
    J. Cell Biol. *124*, 71–82 (1994)
17. *Matsumura, Y. und Tarin, D.:*
    Significance of CD44 gene products for cancer diagnosis and disease evaluation.
    Lancet *340*, 1053–1058 (1992)
18. *Mayer, B., Jauch, K.W., Günthert, U., Johnson, J.P., Heiss, M.M., Schildberg, F.W., Siewert, J.R., Funke, I.:*
    De-novo expression of CD44 and survival in gastric cancer.
    Lancet *342*, 1019–1022 (1993b)
19. *v. Minckwitz, G., Rudeck, B., Sinn, H.-P., Hoffmann, M., Ponta, H., Kaufmann, M.:*
    Impact of CD44 variants on prognosis of primary breast cancer.
    Breast Canc. Res. Treatm. *41*, 284 (1996)
20. *Miner, J.N., Diamond, M.-I., Yamamoto, K.R.:*
    Joints in the regulatory lattice : Composite regulation by steroid receptor-AP1 complexes.
    Cell Growth Differ. *2*, 525–532 (1991)
21. *Mulder, J.-W.R., Kruyt, P.M., Sewnath, M.:*
    Colorectal cancer prognosis and expression of exon-6v-containing CD44 proteins.
    Lancet *344*, 1470–1477 (1994)
22. *Pignatelli, M., Cardillo, M.R., Hanby, A., Stamp, G.W.:*
    Integrins and their accessory adhesion molecules in mammary carcinomas : Loss of polarization in poorly differentiated tumors.
    Hum. Pathol. *23*, 1159–1166 (1992)
23. *Rosenberg, W.M.C., Prince, C., Kaklamanis, L., Fox, S. B., Jackson, D.G., Simmons, D.L., Chapman, R.W., Trowell, J.M., Jewell, D.P., Bell, J.I.:*
    Increased expression of CD44v6 and CD44v3 in ulcerative colitis but not colonic Crohn`s disease.
    Lancet *345*, 1205–1209 (1995)
24. *Ruiz, P., Dunon, D., Sonnenberg, A., Imhof, B.A.:*
    Suppression of mouse melanoma metastasis by EA-1, a monoclonal antibody specific for alpha 6 integrins.
    Cell Adh. Comm. *1*, 67–81 (1993)
25. *Salmi, M., Grön-Virta, K., Sointu, P., Grenman, R., Kalimo, H. Jalkanen, S.:*
    Regulated expression of exon v6 containing isoforms of CD44 in man : Downregulation during malignant transformation of tumors of sqamocellular origin.
    J. Cell Biol. *122*, 431–442 (1993)
26. *Shi, Y.E., Torri, J., Yieh, L., Sobel, M.E., Yamada, Y., Lippman, M.E., Dickson, R.B., Thompson, E.W.:*
    Expression of 67 kDa laminin receptor in human breast cancer cells : regulation by progestins.
    Clin. Exp. Metastasis *11*, 251–261 (1993)
27. *Stauder, R., Eisterer, W., Thaler, J. Günthert, U.:*
    CD44 variant isoforms in non-Hodgkin`s lymphoma : A new independent prognostic factor.
    Blood *85*, 2885–2899 (1995)

28. *Terpe, H.-J., Stark, H., Prehm, P., Günthert, U.:*
 CD44 variant isoforms are preferentially expressed in basal epithelia of non-malignant human fetal and adult tissues.
 Histochemistry, *101*, 79–89 (1994a)
29. *Terpe, H.-J., Christiansen, H., Berthold, F., Günthert, U.:*
 Absence of CD44-standard in human neuroblastoma correlates with histological dedifferentiation, N-myc amplification and reduced survival probability.
 Cell Death Diff. *1*, 123–128 (1994b).

Prognostische Bedeutung der CD44-Variante Exon v6 beim Mammakarzinom

G. von Minckwitz

CD44 stellt eine polymorphe Gruppe von Oberflächenproteinen dar, die durch alternatives Splicing entstehen. Im »Spontanen Metastasierungs-Assay« können nichtmetastasierende Zellen durch eine Transfektion mit CD44-v6-DNA die Fähigkeit zur Metastasierung erlangen. Durch die Gabe eines spezifischen Antikörpers gegen CD44-v6 kann eine lymphogene Metastasierung beim Pankreaskarzinom der Ratte effektiv gehemmt werden [2]. CD44-Varianten könnten somit einen für die Metastasierung entscheidenden Faktor darstellen und deren Nachweis für einen eher malignen Verlauf von Karzinomerkrankungen sprechen. Durch die Herstellung von 7 poly- und monoklonalen Antikörpern gegen humane Homologe von CD44-Varianten (CD44-v gegen Exon v3-v10, DI gegen v3/v4, DIII gegen v6/v7, VFF7 gegen v6, VFF8 gegen v5, VFF16 gegen v10 und VFF17 gegen v7/v8) war es unserer Arbeitsgruppe möglich, CD44-Varianten in humanem Gewebe nachzuweisen [1, 3]. In einer ersten Serie wurden Gewebe von 100 und in einer zweiten Serie von 300 Patientinnen mit primärem invasivem Mammakarzinom immunhistochemisch auf den Gehalt von CD44-Varianten untersucht. Zusätzlich wurden In-situ-Karzinome (n = 10), lokale Rezidive (n = 12) und axilläre Lymphknotenmetastasen (n = 18) untersucht.

Die Nachweisrate von CD44-Varianten steigt vom Primärtumor über Lokalrezidive zur Axillametastasierung von ca. 80% auf 100% an (Tabelle 1). Die Lymphknoten-

Antikörper	In situ-Karzinome (n = 10) (%)	invasive Karzinome (n = 103) (%)	Lokalrezidive (n = 12) (%)	Lymphknotenmetastasen (n = 18) (%)
CD44-v	90	94	92	100
DI	60	54	58	100
DIII	90	86	100	100
VFF8	90	85	92	100
VFF7	80	67	83	100

Tabelle 1: Expression von CD44-Varianten in primären In-situ- und invasiven Mammakarzinomen, Lokalrezidiven und axillären Lymphknotenmetasen [4].

metastasen wiesen eine intensive, homogene Färbung auf, was auf eine tendenzielle Zunahme der Expression von CD44-Varianten im Laufe der Tumorprogression hindeutet. Diese Tendenz zeigte sich vor allem für die Antikörper gegen DI und VFF7. Es bestand eine sehr hohe Korrelation zwischen der Färbeintensität und Quantität der Lymphknotenmetastasen und den dazugehörigen Primärtumoren (17 der 18 Primärtumoren zeigten ebenfalls CD44-Varianten auf). Dies unterstützt die Hypothese, daß die Expression von CD44-Varianten einen selektiven Vorteil während des Metastasierungsvorganges darstellt und daß eine Subpopulation der Zellen des Primärtumors dieses Metastasierungspotential aquiriert [4].

Bei der Analyse der Überlebensdaten in der ersten Untersuchungsreihe zeigte sich eine gute Korrelation der Expression einiger CD44-Varianten mit dem Überleben. Dies betraf vor allem die Antikörper DIII und VFF7, welche das Exon v6 nachweisen. 15 Patientinnen mit DIII-negativen Tumoren hatten einen extrem günstigen klinischen Verlauf im Vergleich zu 76 Patientinnen mit DIII-positiven Tumoren ($p = 0,005$, log rank). Ebenfalls konnte für das Exon v5, nachgewiesen durch den Antikörper VFF8, eine signifikante Korrelation mit dem Überleben gefunden werden ($p = 0,02$). Der Nachweis von Exon v6 korrelierte nicht mit anderen Prognosefaktoren (Alter, Tumorgröße, Grading, Lymphknotenstatus, Progesteron-Rezeptor, DNA-Ploidie, S-Phasen-Fraktion, c-erbB2 Onkoprotein und Epidermaler Wachstumsfaktor-Rezeptor-Expression). In einer Cox-Regressionanalyse war DIII ein unabhängiger Prognosefaktor von Tumorgröße, Lymphknotenstatus, Grading und Progesteron-Rezeptor (Tabelle 2) [3].

Faktor	Vergleich	Cox Regression χ^2	p	relatives Risiko
Prog. Rezeptor	$\leq$ 20 vs > 20 fmol	6,8	0,009	3,4
DIII	neg. vs pos.	3,9	0,05	7,5
Stadium (T)	1 vs 2 vs 3 vs 4	3,4	0,06	1,7
Lymphknoten	0 vs 1–3 vs 4–9 vs $\geq$ 10	3,4	0,06	1,4
Grading	GI + GII vs GIII	1,9	0,2	1,9

Tabelle 2: Multivariate Analyse von Prognosefaktoren bei 100 primären Mammakarzinomen [3].

In der zweiten Untersuchungsserie, in der nur das Exon v6 mit dem Antikörper VFF7 und das Exon v5 mit dem Antikörper VFF8 nachgewiesen wurde, konnten diese Ergebnisse nicht reproduziert werden. Das mediane Follow-up der 300 Patientinnen liegt derzeit bei 34 (3–118) Monaten. Die Expression der Varianten v5 und v6 untereinander korrelierte signifikant ($p = 0,001$). Erneut konnte keine Korrelation mit üblichen Prognosefaktoren gefunden werden. Es zeichnete sich jedoch nur tendenzmäßig ein Zusammenhang mit der Expression der CD44-Varianten und einem verkürztem Überleben ab. 25 von 103 der CD44-v6-negativen Patientinnen und 53 der 197 CD44-v6-positiven Patientinnen waren im Beobachtungszeitraum verstorben (p = 0,1; log rank). Wurden Patientinnen mit für beide Varianten negativem Tumor mit den übrigen verglichen, zeigte sich für die negativen Patientinnen ein leichter, jedoch nicht signifikanter Überlebensvorteil (p = 0,08). Das Verhältnis zwischen Expressoren und Nichtexpressoren war für beide Antikörper in den beiden Untersuchungskollektiven gleich. Für den Antikörper DIII, welcher in der ersten Untersuchungsserie die besten Resultate erzielte, lag die Rate der Nichtexpressoren jedoch niedriger. Dieser war in der zweiten Versuchsreihe nicht mitbestimmt worden (Tabelle 3) [5].

Antikörper (Exon)	Patientinnen (n)	Nichtexpressoren (%)	Expressoren (%)	p-Werte (log rank)
DIII	91	17	83	0,005
(v6/v7)	–	–	–	–
VFF7	91	30	70	0,02
(v6)	300	34	66	0,1
VFF8	91	19	81	0,02
(v6)	300	22	78	0,1

Tabelle 3: Vergleich der Antikörper in den zwei Untersuchungsserien und deren Korrelation zum Überleben [5].

Zusammenfassend läßt sich feststellen, daß CD44-Varianten in unterschiedlichem Ausmaß in Mammakarzinomen exprimiert werden, wobei der Nachweis einiger dieser Varianten mit Sicherheit nicht mit der Prognose korreliert. Die divergierenden Ergebnisse können durch die unterschiedliche Spezifität der Antikörper an bestimmte Epitope der Exone bedingt sein. Ein prognostischer Stellenwert der CD44-Variante v6 für Patientinnen mit primärer Mammakarzinomerkrankung läßt sich mit den vorliegenden Daten nicht sicher nachweisen.

Die Untersuchungen wurden von einer kooperativen Arbeitsgruppe im Forschungszentrum Karlsruhe (K.H. Heider, M. Hoffmann, H. Ponta, P. Herrlich), im Pathologischen Institut der Universität Heidelberg (H.P. Sinn) und in der Universitätsfrauenklinik Frankfurt (G. von Minckwitz, B. Rudeck, M. Kaufmann) durchgeführt.

Literatur:

1. *Dall P., Heider K.H., Hekele A., von Minckwitz G., Ponta H., Herrlich P.:*
   Surface Protein Expression and Messenger RNA-splicing Analysis of CD44 in Uterine Cervical Cancer and Normal Cervical Epithelium.
   Cancer Res. *54,* 3337–3341 (1994)
2. *Günthert U., Hofmann M., Rudy W., Reber S., Zöller M., Haußmann I., Matzku S., Wenzel A., Ponta H., Herrlich P.:*
   A new variant of glycoprotein CD44 confers metastatic potential to rat carcinoma cells.
   Cell *65,* 13–24 (1991)
3. *Kaufmann M., Heider K.H., Sinn H.P., von Minckwitz G., Ponta H., Herrlich P.:*
   CD44 variant exon epitopes in primary breast cancer and length of survival.
   Lancet *345,* 615–19 (1995)
4. *Sinn H.P., Heider K.H., Skroch-Angel P., von Minckwitz G., Kaufmann M., Herrlich P., Ponta H.:*
   Human mammary carcinomas express homologues of rat metastasis-associated variants of CD44.
   Breast Canc. Res. Treat. *36,* 307–13 (1995)
5. *von Minckwitz G., Rudeck B., Sinn H.P., Hoffmann M., Ponta H., Kaufmann M.:*
   Impact of CD44 variants on prognosis of primary breast cancer.
   Breast Canc. Res. Treat. *41,* 284 (1996)

Tumorproteasen im multivariaten prognostischen Vergleich und als Hilfe zur risikoadaptierten Therapieentscheidung

C. Thomssen[1], F. Jänicke[1], N. Harbeck[2], L. Pache[2], A. Prechtl[2], M. Schmitt[2], H. Graeff[2]

Tumorproteasen im multivariaten prognostischen Vergleich

Adjuvante Therapie des nodalnegativen Mammakarzinoms: Notwendigkeit einer besseren Definition von Risikogruppen

Nach den Ergebnissen der vielzitierten Metaanalyse zur adjuvanten Therapie des Mammakarzinoms haben alle Patientinnen mit Mammakarzinom, nodalpositive wie nodalnegative, einen Nutzen von der Therapie [1]. Die Arbeitsgruppe um den englischen Statistiker R. Peto, Oxford, hat aber auch gezeigt, daß die *relative Reduktion des Rezidivrisikos* durch eine adjuvante Therapie beim Mammakarzinom *konstant*, d.h. vom Nodalstatus unabhängig ist und etwa 26–30% beträgt. Der absolute therapeutische Nutzen ist damit abhängig vom Ausgangsrisiko. Dies bedeutet, daß bei 100 nodalpositiven Patientinnen mit einem 5-Jahres-Rezidivrisiko von 70% immerhin etwa 18 Rezidive durch die adjuvante Therapie verhindert werden könnten, bei nodalnegativen Patientinnen mit einem 5-Jahres-Rezidivrisiko von 30% dagegen nur etwa 8 [2].

Bei einer generellen Empfehlung zur adjuvanten Therapie bei nodalnegativen Mammakarzinompatientinnen würde also nur ein sehr kleiner Teil (6–9%) der Patientinnen profitieren. Die meisten Patientinnen (70%) wären *überflüssig* behandelt, da sie durch die operative Maßnahmen allein bereits geheilt wären; 22% aller Patientinnen wären darüber hinaus *erfolglos* behandelt, da sie trotz Behandlung ein Rezidiv erleiden (Abbildung 1).

---

[1] Frauenklinik und Poliklinik Eppendorf der Universität Hamburg
[2] Frauenklinik und Poliklinik der Technischen Universität München; Klinikum rechts der Isar

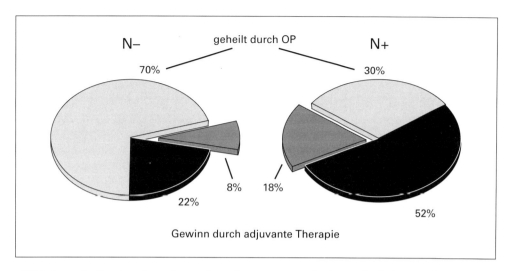

*Abbildung 1: In der Annahme einer konstanten **relativen Reduktion des Risikos** durch eine adjuvante Therapie ist der absolute Nutzen abhängig von dem Ausgangsrisiko einer Patientin. Bei genereller adjuvanter Therapie würden dementsprechend bei nodalnegativen Patientinnen nur etwa 8% (6–9%) aller Patientinnen, bei nodalpositiven Patientinnen dagegen etwa 18% (14–21%) aller Patientinnen von der adjuvanten Therapie profitieren.*

Heterogenität der Mammakarzinomerkrankung

Aufgrund dieser Heterogenität der Mammakarzinomerkrankung konnte bisher keine befriedigende Empfehlung für die adjuvante Therapie des nodalnegativen Mammakarzinoms ausgesprochen werden. Um auf diese Heterogenität der Erkrankung einzugehen, benötigt man Faktoren, die Aussagen über die Prognose *(Prognosefaktoren)* und das zu erwartende Therapieansprechen *(prädiktive Faktoren)* ermöglichen [3, 4, 5]. Es muß die Gruppe von Patientinnen mit Mammakarzinom identifiziert werden, die von einer spezifischen adjuvanten Therapiemaßnahme profitiert. Diese Patientinnen sollten ein ausreichend hohes Risiko haben; Aussagen über die Sensitivität des Tumors gegenüber der geplanten adjuvanten Therapieform müssen möglich sein.

Konsensusempfehlungen

Im Prinzip wurde mit den Konsensusempfehlungen von St. Gallen 1995 der Versuch gemacht, der Notwendigkeit einer Selektion von Patientinnen für die risikoadaptierte Therapie gerecht zu werden [6]. Dies gelingt aber nur im Ansatz; denn nur weniger als 5% aller Patientinnen bleibt nach den Empfehlungen von St. Gallen eine Therapie erspart: Es sind dies die Patientinnen mit kleinen (Durchmesser < 1cm), hochdifferenzierten (G1), rezeptorpositiven (östrogenrezeptorpositiven) Tumoren (»minimal risk«). Alle anderen Patientinnen sollen nach diesen Empfehlungen einer adjuvanten Therapie zugeführt werden, sei es Chemotherapie (CMF oder AC/EC), sei es Tamoxifen. Angesichts der 70% durch Operation allein geheilten Patientinnen gehen die Konsensusempfehlungen deutlich an der realen Risikosituation vorbei. Eine ideale Selektion würde dagegen alle Patientinnen mit hohem Rezidivrisiko (30% aller Patientinnen) in das adjuvant zu behandelnde Kollektiv gruppieren, allen Patientinnen mit niedrigem Rezidivrisiko (70% aller Patientinnen) die Therapie jedoch ersparen (Tabelle 1).

Prognostische Einteilung	Niedrigrisikokollektiv		Hochrisikokollektiv	
	Anteil am Gesamtkollektiv	(Prognose* 5-Jahres-DFS)	Anteil am Gesamtkollektiv	(Prognose* 5-Jahres-DFS)
Ideale Einteilung	70%	(100%)	30%	(0%)
St. Gallen 1995	5%	(95%)	95%	(70–80%)
uPA/PAI-1	53%	(90,4%)	47%	(66,7%)
*) ohne adjuvante Therapie				

Tabelle 1: Vergleich der Vorschläge zur Risikoselektion nodalnegativer Patientinnen. Von allen nodalnegativen Patientinnen sind 70% durch die Operation allein geheilt, nur 30% werden ein Rezidiv erleiden. Eine ideale Risikoselektion kommt diesem Verhältnis möglichst nahe (5-Jahres-DFS = kumulative Wahrscheinlichkeit des rezidivfreien Überlebens nach 5 Jahren).

Invasion und Metastasierung

Invasion und Metastasierung bösartiger solider Tumoren setzen komplexe Vorgänge auf zellulärer und biochemischer Ebene voraus. So müssen die beteiligten Zellen die Fähigkeit besitzen, das sie umgebende Stroma aufzulösen, sich aus dem Zellverband herauszulösen und in die Gefäßbahn einzuwandern, um sich an anderer Stelle anzuheften, erneut invasiv zu sein, die Gefäßwand aufzulösen, zu proliferieren und ein neues Tumorstroma zu bilden. Zu diesem komplexen Prozeß gehören Mechanismen wie Signaltransduktion, Veränderung der zellulären Regulation, Proliferation, gerichtete und limitierte Proteolyse, Zellmigration, Angiogenese, »Immunescape«-Phänomene, Adhärenzmechanismen, Zell-zu-Zell-Kommunikation und Synthese von Stromaproteinen, um nur die wichtigsten Phänomene zu nennen [7].

Tumorassoziierte Proteolyse – uPA, PAI-1

Die gerichtete und limitierte tumorassoziierte Proteolyse der extrazellulären Matrix und der Basalmembranen spielt bei Invasion und Metastasierung solider Tumoren eine zentrale Rolle [8, 9, 10, 11, 12]. Vier verschiedene Klassen von Proteasen sind in diese Vorgänge involviert:

1. Serin-Proteasen: Plasmin, Urokinase (uPA)
2. Zystein-Proteasen: Kathepsin B, Kathepsin L
3. Aspartat-Proteasen: Kathepsin D
4. Matrixmetalloproteasen (MMP): Kollagenasen, Gelatinasen, Stromelysine

Limitiert wird das Ausmaß der Proteolyse durch spezifische Protease-Inhibitoren wie α2-Makroglobulin (Plasmin-Inhibitor), die Plasminogenaktivator-Inhibitoren PAI-1/-2 (uPA-Inhibitor), Stefine und Cystatine (Kathepsin B- und Kathepsin L-Inhibitoren) und TIMPs (Tissue inhibitors of matrixmetalloproteinases) [13, 14].

Der Plasminogenaktivator vom Urokinasetyp (Urokinase, uPA) ist ein zentrales Molekül für die perizelluläre Proteolyse. Er konvertiert ubiquitär vorhandenes, enzymatisch inaktives Plasminogen zur aktiven Serinprotease Plasmin. Plasmin und uPA binden an Oberflächenrezeptoren von Tumorzellen und normalen Zellen (z.B. Phagozyten, Trophoblastzellen, Fibroblasten etc.). Die uPA-vermittelte Konversion von Plasminogen zu Plasmin wird durch spezifische Inhibitoren wie PAI-1 (Plasminogenaktivator-Inhibitor 1) kontrolliert. PAI-1 kann enzymatisch aktives HMW-uPA (High molecular weight-uPA) sowohl in Lösung als auch rezeptorgebunden in seiner Aktivität hemmen. Bei der perizellulären Proteolyse spielt zusätzlich die Interaktion des uPA-Rezeptors (uPA-R, CD 87) mit pro-uPA und HMW-uPA eine wichtige Rolle. uPA bindet an löslichen oder auch an membranständigen uPA-R. Mit HMW-uPA besetzter uPA-R wird nach Reaktion mit PAI-1 internalisiert [13, 14] (Abbildung 2).

Die Interaktion des uPA-R mit uPA hat möglicherweise auch einen mitogenen Effekt auf die Tumorzelle. Es konnte gezeigt werden, daß uPA die Differenzierung von Leukämiezellen, die Migration epithelialer Zellen und die Chemotaxis humaner neutrophiler Granulozyten stimulieren kann [15]. Die Bindung von uPA an uPA-R induziert die Phosphorylierung von Tyrosin und stellt somit eine Verbindung zwischen uPA-Rezeptorbindung und Signaltransduktion dar [16].

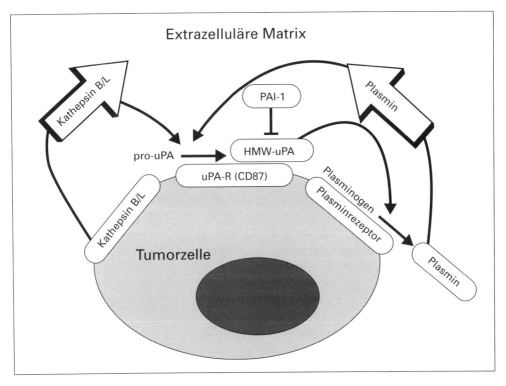

Abbildung 2: Schematische Darstellung der Interaktion verschiedener Proteasen der tumorassoziierten Proteolyse: uPA-R (CD87) = uPA-Rezeptor, uPA = Urokinase-Typ Plasminogenaktivator, HMW-uPA = aktive Form von uPA, PAI-1 = Plasminogenaktivator-Inhibitor 1.

PAI-1 und Migration

Neuere Befunde lassen vermuten, daß die Interaktion von uPA/PAI-1 mit uPA-R über Beeinflussung der Aktin-Moleküle auch die Zellmigration bei Angiogenese und Wundheilung kontrolliert. Bei diesem Vorgang sind offensichtlich weitere zellmembranständige Moleküle wie Integrine (z.B. $\alpha_v\beta_3$) und Vitronektin (Integrinrezeptor) beteiligt [17–21]. Ob dieser Vorgang bei der Tumorzellmigration und Metastasierung auch eine Rolle spielt, ist eine Hypothese, die noch geprüft werden muß.

Biologische und mögliche klinische Bedeutung

Biologische Prozesse dieser Art sind Teil vieler physiologischer Vorgänge (Proteinumbau, Wundheilung, Wachstum, Angiogenese, Trophoblastinvasion, Ruptur des sprungreifen Follikels etc.) aller Lebewesen. Darüber hinaus sind die an diesen Vorgängen beteiligten biologischen Faktoren auch in Tumorentstehung und Tumorausbreitung involviert.

Klinische Relevanz können tumorbiologische Vorgänge und Faktoren wegen ihrer Korrelation zur *Prognose von Tumorerkrankungen* haben. Darüber hinaus ist es denkbar, daß durch tumorbiologische Faktoren die Wirksamkeit verschiedener onkologischer Therapieformen (Chemotherapie, Hormontherapie, Strahlentherapie) vorausgesagt werden kann: *Prädiktion des Therapieansprechens* [3, 4, 5] (Abbildung 3). Neuere Arbeiten lassen vermuten, daß die Kenntnis der Mechanismen der Tumorbiologie in Zukunft möglicherweise zur Tumortherapie genutzt werden kann: *biologische Tumortherapie* [22–25].

Prognosestudie: Charakteristik der Tumoren und der Patientinnen

Im Rahmen einer prospektiven Studie wurden in der Frauenklinik der Technischen Universität München, Klinikum rechts der Isar, von 1987 bis 1991 Tumorgewebe-

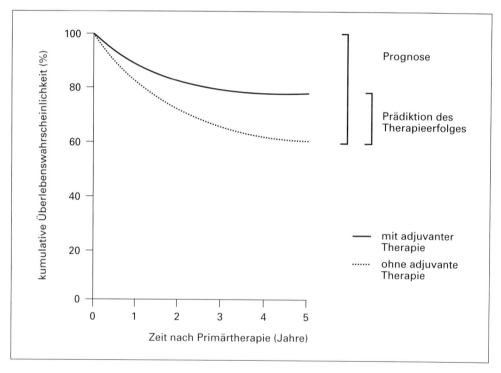

Abbildung 3: Prognose und Prädiktion des Therapieansprechens.

proben der Patientinnen, die wegen eines Mammakarzinoms operiert wurden, asserviert und in flüssigem Stickstoff eingefroren. Der Tumorgewebegehalt an uPA und PAI-1 wurde mittels ELISA nach Aufbereitung des Gewebes mit einem Detergens (Triton X-100) bestimmt. Bei 102 von den insgesamt rekrutierten 314 Patientinnen ist inzwischen ein Rezidiv der Erkrankung aufgetreten, 82 Patientinnen sind inzwischen verstorben. Die mediane Nachbeobachtungszeit der ohne Rezidiv überlebenden Patientinnen beträgt 57 Monate (15–89 Monate). Das Kollektiv besteht aus 147 nodalnegativen Patientinnen (46,8%) und 167 nodalpositiven Patientinnen (53,2%); rezeptorpositiv waren 240 Tumoren (76,4%), rezeptornegativ 74 (23,6%). Es konnte gezeigt werden, daß der mittels ELISA gemessene Gehalt des Tumorgewebes an Protease uPA und an ihrem Inhibitor PAI-1 um ein Vielfaches höher liegt als der Gehalt von nichtmalignem Vergleichsgewebe (p <0,0001, U-Test. Mann-Withney) [26, 27].

Korrelationen

Hohe uPA-Werte (>3 ng/mg Protein) korrelierten mit dem histologischen Typ (invasiv duktal vs. invasiv lobulär, p <0,0001), einem schlechten Differenzierungsgrad (Grading p = 0,0281) und dem Nachweis von Tumornekrose (p = 0,0451). Hohe PAI-1-Werte (>14 ng/mg Protein) korrelierten mit dem histologischen Typ (invasiv duktal vs. invasiv lobulär, p <0,0001), einem negativen Hormonrezeptorstatus (p <0,0001), einem schlechten Differenzierungsgrad (Grading p = 0,0281), dem Nachweis von Tumornekrose (p = 0,0451) und Gefäßinvasion (p = 0,0473).

Univariate Analyse der prognostischen Bedeutung (DFS, OS)

In der univariaten Analyse der Gesamtüberlebenswahrscheinlichkeit (OS) und der rezidivfreien Überlebenswahrscheinlichkeit (DFS) läßt sich sowohl durch die Bestimmung von uPA als auch durch die Bestimmung von PAI-1 zwischen Patientinnen niedrigen Risikos und Patientinnen hohen Risikos unterscheiden. Patientinnen mit niedrigem Tumorgewebegehalt an uPA (≤3 ng/mg Protein) haben eine signifikant bessere Prognose bezüglich DFS (p = 0,0058) und OS (p = 0,0079) als Patientinnen mit hohen uPA-Tumorgewebegehalt (>3 ng/mg Protein). Entsprechend haben Patientinnen mit niedrigem Tumorgewebegehalt an PAI-1 (≤14 ng/mg Protein) eine signifikant bessere Prognose bezüglich DFS (p <0,0001) und OS (<0,0001) als Patientinnen mit hohen Werten (>14 ng/mg Protein).

Die univariat signifikante prognostische Bedeutung von uPA (DFS) und PAI-1 (DFS und OS) ist auch bei der Subgruppe nodalnegativer Patientinnen vorhanden (Abbildung 4).

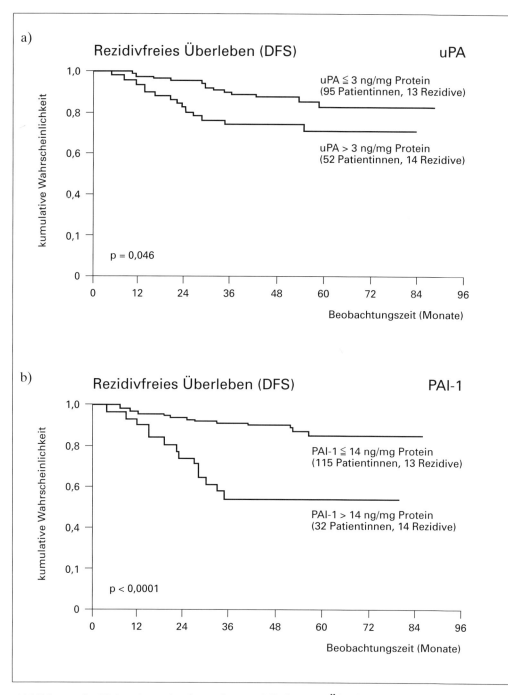

*Abbildung 4: Univariate Analyse des **rezidivfreien Überlebens** (DFS) und des **Gesamtüberlebens** (OS) für nodalnegative Patientinnen.*

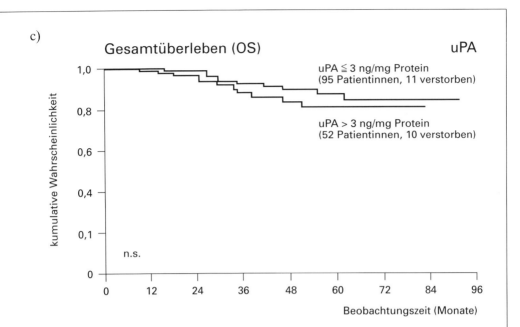
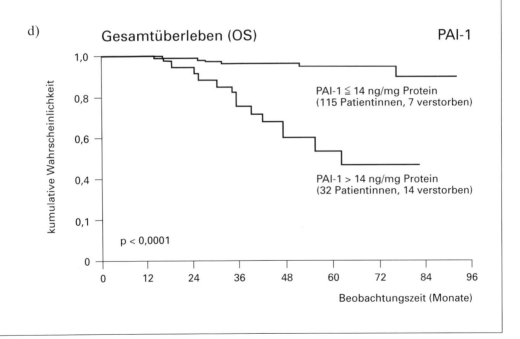

Multivariate Analyse (Cox-Modell) der prognostischen Bedeutung (DFS, OS)

In der multivariaten Analyse, bei der die prognostische Bedeutung in Zusammenschau mit anderen Faktoren ausgewertet wird, haben uPA und PAI-1 ebenfalls eine starke und unabhängige prognostische Bedeutung sowohl für das DFS als auch für das OS. Die Bedeutung von PAI-1 ist ähnlich stark wie die des axillären Lymphknotenstatus. Im nodalnegativen Kollektiv verbleibt PAI-1 als einziger signifikanter und unabhängiger Prognosefaktor. Kein anderer traditioneller oder neuerer Faktor erlangt in diesem Modell eine unabhängige Bedeutung (Tabelle 2).

Variable	Rezidivfreies Überleben			Gesamtüberleben		
	p-Wert		Relatives Risiko	p-Wert		Relatives Risiko
	univariat	multivariat	(95% KI*)	univariat	multivariat	(95% KI*)
alle Patientinnen (n = 314, 102 Rezidive, 82 verstorben)						
Lymphknotenstatus (positiv vs negativ)	< 0,0001	< 0,0001	**3,0** (1,9–4,6)	< 0,0001	< 0,0001	**3,0** (1,8–4,9)
PAI-1 (>14 vs. ≦14 ng / mg Protein)	< 0,0001	< 0,0001	**2,8** (1,9–4,2)	< 0,0001	< 0,0001	**3,5** (2,2–5,4)
Hormonrezeptorstat. (negativ vs positiv)	0,0015	0,0340	**1,6** (1,6–2,5)	< 0,0001	0,0016	**2,1** (1,3–3,3)
nodalnegative Patientinnen (n = 147, 27 Rezidive, 21 verstorben)						
PAI-1 (>14 vs. ≦14 ng / mg Protein)	< 0,0001	< 0,0001	**4,9** (2,3–10,6)	< 0,0001	< 0,0001	**9,5** (3,8–23,8)

*) KI = Konfidenzintervall

Tabelle 2: Multivariate Analyse (Cox-Modell) der kumulativen Wahrscheinlichkeit des rezidivfreien Überlebens für Patientinnen mit Mammakarzinom und für Patientinnen mit nodalnegativem Mammakarzinom. Im **Gesamtkollektiv** *(nodalpositive und nodalnegative Patientinnen) hatten zusätzlich Grading (p = 0,0003), Gefäßinvasion (p = 0,0001), Tumorgröße (p = 0,0021), Tumornekrosenachweis (p = 0,0016) und uPA (p = 0,0058) einen univariaten prognostischen Wert. Diese Faktoren erreichten im Cox-Modell weder für DFS noch für OS eine unabhängige prognostische Bedeutung. Im* **nodalnegativen Kollektiv** *erreichten zusätzlich uPA (p = 0,0464) für DFS und Gefäßinvasion (p = 0,0071) für OS (Gesamtüberleben) eine univariate prognostische Bedeutung. Keiner der weiteren untersuchten traditionellen Prognosefaktoren (Grading, Hormonrezeptorstatus, Menopausenstatus, Tumornekrose, Histologischer Typ, Tumorgröße) erreichte einen univariaten prognostischen Wert.*

CART-Analyse der Patientinnen mit nodalnegativem Mammakarzinom in bezug auf die Wahrscheinlichkeit des rezidivfreien Überlebens

Durch die CART-Analyse (classification and regression trees) können über das Cox-Modell hinausgehende Informationen für eine sinnvolle Klassifikation von Patientinnen heterogener Erkrankungen gewonnen werden [28]. Diese Analyse verdeutlicht, daß durch die Bestimmung von PAI-1 im Tumorgewebeextrakt 14 von 27, d.h. 52% aller Rezidive richtig vorhergesagt werden, durch die zusätzliche Bestimmung von uPA werden weitere 8 (30%) Rezidive erkannt, so daß durch die Kombination beider Faktoren eine Höchstzahl von Risikopatientinnen (22 von 27) richtig klassifiziert wird und nur ein Minimum von Patientinnen mit Rezidiven (5 von 27) in der Gruppe mit niedrigem Rezidivrisiko verbleibt. Der größere Anteil aller nodal-

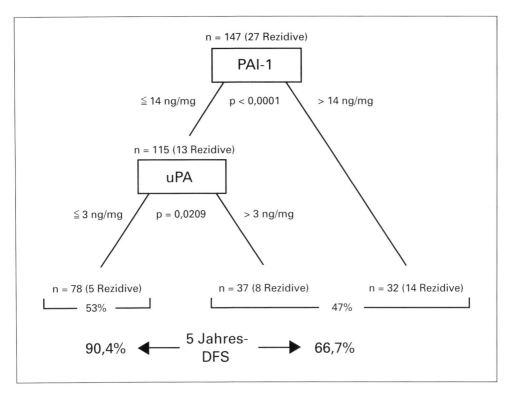

Abbildung 5: CART-Analyse der Patientinnen mit nodalnegativem Mammakarzinom. Durch diese Art der Klassifikation werden 53% aller Patientinnen zu einer Subgruppe mit niedrigem Rezidivrisiko (jährliche Rezidivinzidenz 1,9%) und 47% aller Patientinnen zu einer Gruppe mit hohem Rezidivrisiko (jährliche Rezidivinzidenz 6,7%) zusammengefaßt (5-Jahres-DFS = kumulative Wahrscheinlichkeit des rezidivfreien Überlebens, Rez. = Rezidive).

negativen Patientinnen (53%) haben nach dieser Einteilung ein niedriges Rezidivrisiko mit einer jährlichen Rezidivinzidenz von 1,9% pro Jahr, ein Anteil von 47% aller nodalnegativen Patientinnen hat ein erhöhtes Rezidivrisiko mit einer jährlichen Rezidivinzidenz von 6,7% pro Jahr (Abbildung 5). Diese Klassifikation der Mammakarzinompatientinnen kommt der realen Risikosituation deutlich näher als die Konsensusempfehlung.

Univariater Vergleich der Prognosefaktoren

Die Güteanforderungen an einen Prognosefaktor bestehen darin, möglichst viele der auftretenden Rezidive korrekt vorherzusagen, d.h. die Risikopatientinnen korrekt zu klassifizieren. Gleichzeitig müssen möglichst viele der Patientinnen ohne Rezidivrisiko korrekt erkannt und als geheilt klassifiziert werden. Idealerweise würden beim nodalnegativen Mammakarzinom 70% der Patientinnen als geheilt klassifiziert und 30% aller Patientinnen als Risikopatientinnen erkannt (Abbildung 1, Tabelle 1).

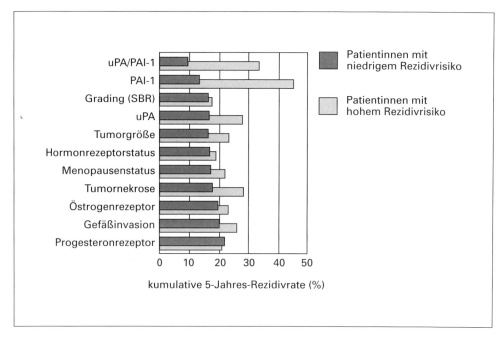

Abbildung 6: Univariater Vergleich der kumulativen 5-Jahres-Rezidivraten (Wahrscheinlichkeit in % errechnet nach Kaplan-Meier). Die Faktoren/Faktorengruppen sind ansteigend geordnet nach der Höhe der Rezidivrate in der jeweiligen Subgruppe mit niedrigem Rezidivrisiko.

Wenn man die, nach Kaplan-Meier berechneten, kumulativen 5-Jahres-Rezidivwahrscheinlichkeiten bei mehreren Faktoren miteinander vergleicht, so haben, verglichen mit anderen Prognosefaktoren, Patientinnen mit niedrigen uPA- und PAI-1-Werten die niedrigste Rezidivwahrscheinlichkeit bei gleichzeitig hoher Rezidivwahrscheinlichkeit in der Gruppe mit hohen uPA- und/oder PAI-1-Werten. Kein anderer der neueren und der traditionellen Faktoren erreicht diese »Güte« (Abbildung 6).

uPA/PAI-1 – Zeitabhängigkeit

Im klassischen Cox-Modell [29] wird ein über die Beobachtungszeit konstantes, proportionales Rezidivrisikoverhältnis angenommen; das relative Risiko (RR) stellt sich als in bezug auf die Beobachtungszeit unabhängige Funktion dar: $RR = \exp(\beta)$. Bei Betrachtung der Kaplan-Meier-Überlebenskurven erscheint diese Annahme nicht grundsätzlich gerechtfertigt. So ist es ein bekanntes Phänomen, daß die Gruppe der hormonrezeptornegativen Patientinnen bezogen auf Rezidivhäufigkeit zunächst einen deutlich ungünstigeren Verlauf hat, sich der Verlauf der rezeptorpositiven Gruppe aber nach fünf Jahren an die rezeptornegative Gruppe annähert. Dementsprechend konnten wir in einem mit der Beobachtungszeit variierenden Cox-Modell [30], in welches die Zeit als Variable einfließt – $RR = \exp(\beta(t))$ –, zeigen, daß das relative Rezidivrisiko des Hormonrezeptorstatus tatsächlich im Verlaufe der Beobachtungszeit abnimmt und sich sogar umkehrt, dagegen das relative Rezidivrisiko von PAI-1 über den Beobachtungszeitraum unverändert bleibt, ja sogar tendenziell zunimmt. Für uPA zeigt sich ähnlich wie für den Hormonrezeptorstatus eine gewisse Abnahme.

Diese Beobachtung ist für die Charakterisierung eines Prognosefaktors unerläßlich, ergeben sich doch aus der Beobachtung der zeitlichen Veränderung des relativen Risikos einerseits neue tumorbiologische Ansätze zur Beschreibung der Metastasierungsvorgänge, andererseits aber auch klinische Fragen und Konsequenzen, z.B. bezüglich der Art und Dauer adjuvanter Therapiemaßnahmen oder zur Frequenz von Nachsorgeuntersuchungen (Abbildung 7).

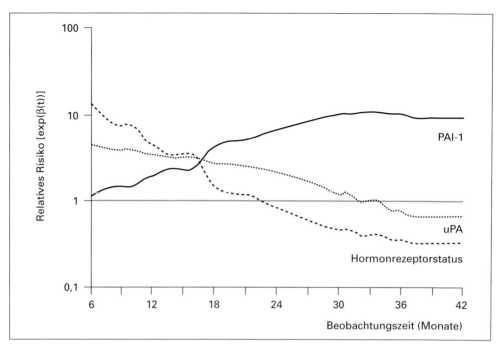

Abbildung 7: Zeitabhängigkeit des relativen Risikos für das rezidivfreie Überleben in bezug auf uPA, PAI-1 und Hormonrezeptorstatus bei 147 Patientinnen mit nodalnegativem Mammakarzinom (berechnet nach Gray [30]).

Tumorproteasen als Hilfe zur risikoadaptierten Therapieentscheidung

Prognose und Therapieprädiktion

Zur Identifikation der Patientinnen, die aufgrund ihres Risikos von einer adjuvanten Therapie profitieren könnten, ist die Abschätzung der Prognose unerläßlich. Darüber hinaus ist für eine optimale Selektion dieser Patientinnen die Prädiktion des Therapieansprechens notwendig. Prognose und Therapieprädiktion liegen unterschiedliche Fragestellungen zugrunde. Diesem Unterschied müssen Design und Durchführung klinischer Studien gerecht werden.

Design prospektiver Studien

Am Beispiel des nodalnegativen Mammakarzinoms, bei dem der Prognoseabschätzung eine eminente klinische Bedeutung zukommt, sollen diese Problematik und der Stand der Erkenntnisse dargestellt werden.

Die erste Frage, die in prospektiven Studien geprüft werden muß und geprüft wird, ist die Frage nach der prognostischen Wertigkeit eines Faktors.

Folgendes Vorgehen ist typisch [10, 31, 32]:

Im Rahmen einer Pilotstudie wird aufgrund eines biologisch begründeten Modells ein Faktor mit einer validen und einfach und sicher reproduzierbaren Methode untersucht und ein optimaler Cut-off-Wert festgelegt. Das Ziel einer anschließenden prospektiven Studie (Konfirmationsstudie) ist es, die prognostische Wertigkeit des gewählten Parameters bei diesem Cut-off-Wert zu bestätigen, indem das Kollektiv in eine Subgruppe mit erhöhten Werten und eine mit erniedrigten Werten unterteilt und das Rezidivrisiko in diesen beiden Gruppen unterschieden wird.

Weit über 100 Faktoren sind für das nodalnegative Mammakarzinom beschrieben, für die eine prognostische Aussage vermutet wird. Keinem dieser Faktoren wurde bisher unumstritten die Kapazität als unabhängiger, starker und reproduzierbarer Faktor zugesprochen.

Für die Faktoren uPA und PAI-1 wurde die prognostische Bedeutung in dem im ersten Absatz beschriebenen Verfahren ermittelt und charakterisiert. In etwa 15 weiteren, meist retrospektiven Studien konnte die Bedeutung von uPA und PAI-1 bestätigt werden, keine dieser Studie kommt zu gegensätzlichen Ergebnissen [33]. Dies war bisher bei keinem anderen Faktor beim nodalnegativen Mammakarzinom der Fall. Die Bestätigung der prognostischen Bedeutung in einer prospektiven Konfirmationsstudie steht noch aus.

Die zweite Frage, die in einer prospektiven Studie geprüft werden muß, ist die Frage nach dem prädiktiven Wert eines Faktors.

Es muß geprüft werden, ob Patientinnen mit erhöhten Werten für uPA/PAI-1 nicht nur eine schlechtere Prognose haben, sondern auch auf eine adjuvante Chemotherapie ansprechen würden. Ergebnisse einer retrospektiven Studie [34] lassen vermuten, daß Patientinnen mit erhöhten PAI-1-Werten besser auf eine Chemotherapie als auf eine Hormontherapie ansprechen. Um dies zu überprüfen, muß im Design einer prospektiven Studie unter den Patientinnen mit vermutlich erhöhtem Rezidivrisiko randomisiert zwischen Patientinnen mit und ohne adjuvante Chemotherapie unterschieden werden.

Die deutsche multizentrische, von der DFG unterstützte prospektive Therapiestudie zum nodalnegativen Mammakarzinom nimmt genau diese Forderungen zur Grundlage des Designs:

Nodalnegative Patientinnen, die die Einschlußkriterien erfüllen, werden zunächst stratifiziert nach hohen oder niedrigen uPA/PAI-1-Werten. Für Patientinnen mit niedrigen Werten (uPA $\leq$ 3 ng/mg Protein *und* PAI-1 $\leq$ 14 ng/mg Protein) wird entsprechend den Ergebnissen der Pilotstudie ein niedriges Rezidivrisiko angenommen. Für Patientinnen mit hohen Werten (uPA >3 ng/mg Protein *und/oder* PAI-1 >14 ng/mg Protein) wird ein erhöhtes Rezidivrisiko angenommen; diese Patientinnen werden randomisiert und entweder nur beobachtet ohne Therapie oder mit 6 Zyklen CMF adjuvant behandelt (Abbildung 8).

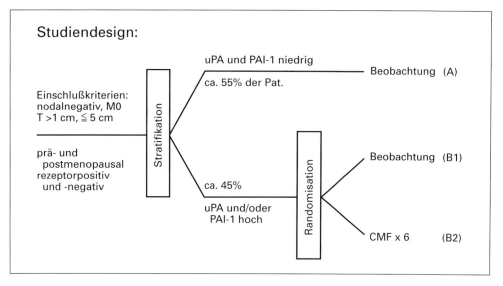

Abbildung 8: Design der DFG-geförderten Therapiestudie: Multizentrische Studie zur adjuvanten Chemotherapie beim nodalnegativen Mammakarzinom: Selektion von Risikopatientinnen mittels tumorbiologischer Prognosefaktoren (uPA, PAI-1).

Folgende Fragen können mit diesem Design beantwortet werden:

1. Wird die prognostische Bedeutung von uPA und PAI-1 bei den vorgewählten Cut-off-Werten bestätigt?
2. Haben die durch diese Prognosefaktoren identifizierten Patientinnen mit hohem Rezidivrisiko einen Nutzen durch die adjuvante Chemotherapie mit CMF zu erwarten?

Zur Beantwortung dieser Fragen werden etwa 900 Patientinnen benötigt. Bisher sind etwa 45% Rekrutierung erreicht.

Eine Reihe von retrospektiven und prospektiven Untersuchungen sind veröffentlicht, um die Effektivität adjuvanter systemischer Therapien beim nodalnegativen Mammakarzinom zu untersuchen.

1. Einige dieser Untersuchungen beschäftigen sich mit der adjuvanten Therapie ohne vorherige Selektion durch einen Prognosefaktor (Tabelle 3). Alle diese Untersuchungen zeigen einen kleinen, statistisch nicht signifikanten Benefit durch die adjuvante Therapie. Zusammenfassend ist die therapeutische Effektivität unbefriedigend [35–41].

Autor	Patientinnen	Therapieschema	Effekt auf DFS (Ther. vs. Beob.)	Effekt auf OS	Follow-up (Median)
Koyama et al. (JPN 1980)	229	C ± MMC	NS	NS	9 Jahre
Senn et al. (OSAKO 1986)	122	LMF	p<0,05	NS	9 Jahre
Morrison et al. (WMOA 1989)	574	LMF	NS	NS	7 Jahre
Semiglazov et al. (UdSSR 1986)	252	CMF/TMF	p<0,05	NS	6 Jahre
Jakesz et al. (Wien 1987)	128	CMFV	–	p<0,02	6 Jahre
Ludwig et al. (Schweiz 1989)	1275	CMF	p = 0,04	NS	3,5 Jahre
Espie et al. (Paris 1987)	165	CMF	NS	NS	3 Jahre

*Tabelle 3: Prospektive Studien zur ajduvanten Therapie des nodalnegativen Mammakarzinoms: publizierte Studien – **nodalnegative Patientinnen unselektiert** (NS = nicht signifikant; C = Cyclophosphamid, F = 5-Fluorouracil, L = Chlorambucil, M = Methotrexat, MMC = Mitomycin C, T = Thiotepa, V = Vinblastin; DFS = kumulative Wahrscheinlichkeit des rezidivfreien Überlebens, »disease-free survival«; OS = kumulative Wahrscheinlichkeit des Überlebens, »overall survival«). Koyama et al. [35], Senn et al. [36], Morrison et al. [37], Semiglazov et al. [38], Jakesz et al. [39], Ludwig et al. [40], Espie et al. [41].*

2. Eine weitere Serie von Untersuchungen berücksichtigt durchaus die Notwendigkeit einer Selektion (Tabelle 4). Als Prognosefaktor wird der Hormonrezeptorstatus herangezogen (meist Östrogenrezeptorstatus). Die Ergebnisse dieser Studien zeigen einen signifikanten Unterschied; es handelt sich dabei aber entweder um sehr kleine Zahlen, oder der therapeutische Effekt ist zwar signifikant, aber nicht groß. Ein Effekt auf das Gesamtüberleben kann in keiner der größeren Studien nachgewiesen werden [42–45]. Darüber hinaus erscheint, kritisch betrachtet, der Östrogenrezeptorstatus als Prognosefaktor nur bedingt geeignet, da auch die rezeptorpositiven Patientinnen, obwohl als Patientinnen günstiger Prognose klassifiziert, ein relativ hohes Rezidivrisiko haben [4].

3. Eine Reihe neuerer Studien beschäftigt sich mit der Frage der adjuvanten Therapie nach Risikoselektion aufgrund neuerer Prognosefaktoren (Tabelle 5). Endgültige Ergebnisse dieser Studien liegen noch nicht vor. Die meisten dieser Studien haben angesichts der Konsensusempfehlungen von St. Gallen erhebliche Schwierigkeiten mit der Rekrutierung [46–48].

Die einzige bisher abgeschlossene Studie ist die italienische Studie von Paradiso et al. [48]. Einschlußkriterium für diese Studie war entweder ein rezeptornegativer

Autor	Patientinnen	Therapieschema	Effekt auf DFS (Ther. vs. Beob.)	Effekt auf OS	Follow-up (Median)
Bonadonna et al. (Milano 1992)	90	CMF	p = 0,0002 (80 vs. 39%)	p = 0,02	8 Jahre
Fisher et al. (NSABP 1996)	737	MF	p<0,001 (74 vs. 59%)	NS	8 Jahre
Mansour et al. (Intergroup 1992)	425	CMFP	p<0,001 (83 vs. 61%)	NS	7 Jahre
Williams et al. (Southampton 1992)	52	VAP	p = 0,001 (95 vs. 68%)	–	3 Jahre

Tabelle 4: Prospektive Studien zur risikoadaptierten adjuvanten Therapie des nodalnegativen Mammakarzinoms: publizierte Studien – **Selektion nach »negativem Östrogenrezeptorstatus«** *(NS = nicht signifikant; A = Adriamycin, C = Cyclophosphamid, F = 5-Fluorouracil, M = Methotrexat, P = Prednison, V = Vinblastin; DFS = kumulative Wahrscheinlichkeit des rezidivfreien Überlebens, »disease-free survival«; OS = kumulative Wahrscheinlichkeit des Überlebens, »overall survival«). Bonadonna et al. [42], Fisher et al. [43], Mansour et al. [44], Williams et al. [45].*

Autoren (Studiengruppe)	Patientinnen (Prozent der Rekrutierung)	Therapieschema	Selektionskriterium	Effekt auf DFS	Follow-up (Median)
Baak/Benraadt (PREMIS, Niederlande)	221 (68%)	CMF	Mitoseindex >10 (T1–T3)	–	4 Jahre
Bengtsson (Joint Scandinavian NNBC study, Skandinavien, Island)	270 (?)	?	PR-negativ, T>2 cm S-Phase erhöht	–	3 Jahre
Graeff/Jänicke/ Thomssen (DFG-Studie, Deutschland, Niederlande)	169 (45%)	CMF	uPA und/oder PAI-1 erhöht	–	max. 42 Monate
Paradiso/deLena/ Schittulli (Bari, Italien)	248 (100%)	FEC	TLI erhöht (>2,3%), ER-negativ	high risk: FEC: 88%; Beob.: 84%	4 Jahre

*Tabelle 5: Prospektive Studien zur risikoadaptierten adjuvanten Therapie des nodalnegativen Mammakarzinoms: laufende Studien – **Selektion nach anderen Prognosefaktoren** (C = Cyclophosphamid, E = Epirubicin, F = 5-Fluorouracil, M = Methotrexat; ER = Östrogenrezeptorstatus, PR = Progesteronrezeptorstatus, T = Tumorgröße; DFS = kumulative Wahrscheinlichkeit des rezidivfreien Überlebens, »disease-free survival«; OS = kumulative Wahrscheinlichkeit des Überlebens, »overall survival«). Baak/Benraadt [46], Bengtsson [47], Paradiso/de Lena/Schittulli [48].*

Tumor oder ein hoher Proliferationsindex (TLI >2,3%). Die Patientinnen (n = 248) wurden randomisiert und entweder nur beobachtet oder mit 6 Zyklen FEC adjuvant behandelt. Das vorläufige Ergebnis dieser Studie bei einem Follow-up von 4 Jahren im Median zeigt keinen großen Unterschied des rezidivfreien Überlebens zwischen der unbehandelten Gruppe (84%) und der behandelten Gruppe (88%).

Das Ergebnis der zuletzt zitierten Studie zeigt, wie wichtig und notwendig eine randomisierte Therapiestudie zur Beantwortung der Fragen der Therapieselektion und Effektivität beim nodalnegativem Mammakarzinom ist. Hohes Rezidivrisiko allein besagt noch nicht, daß die Patientinnen auf eine adjuvante Therapie ansprechen.

Zusammenfassung

Nach der Auswertung unterschiedlichster traditioneller und neuerer tumorbiologischer prognostischer Faktoren beim nodalnegativen Mammakarzinom verbleiben nur wenige Faktoren als potentielle Kandidaten für eine effektive und verläßliche prognostische Einteilung. Insbesondere der Hormonrezeptorstatus erscheint für eine risikoadaptierte Selektion zur adjuvanten systemischen Therapie nicht geeignet, da sich die Subgruppen in bezug auf ihr Rezidivrisiko nicht relevant unterscheiden und darüber hinaus sich die anfängliche prognostische Bedeutung des Hormonrezeptorstatus im Laufe der Beobachtungszeit verliert und sogar umkehrt.

Die prognostische Bedeutung der tumorbiologischen Faktoren uPA und PAI-1 hat sich in einer Vielzahl von Untersuchungen bestätigt. Insbesondere die prognostische Bedeutung von PAI-1 scheint auch über einen längeren Beobachtungszeitraum unvermindert zu bestehen oder sich sogar zu verstärken. Durch die Bestimmung von uPA werden möglicherweise zusätzliche Risikopatientinnen erkannt.

Die Prognosefaktoren uPA und PAI-1 erfüllen die von McGuire und Clark [31, 32] aufgestellten Qualitätskriterien an die Entwicklung prognostischer Faktoren. Ihr routinemäßiger Einsatz als Prognosefaktoren und prädiktive Faktoren wird derzeit in einer prospektiven klinischen Studie überprüft. Der routinemäßige Einsatz beim nodalnegativen Mammakarzinom, wie von der EORTC Biomarker and Receptor Study Group empfohlen, steht kurz bevor.

Im Text verwendete Abkürzungen	
CART	classification and regression trees
DFS	kumulative Wahrscheinlichkeit des rezidivfreien Überlebens, »disease-free survival«
ELISA	enzyme linked immunosorbent assay
EORTC	European Organization for Research and Treatment of Cancer
FEC	5-Fluorouracil, Epirubicin, Cyclophosphamid
HMW-uPA	high molecular weight-form von uPA = aktive Form von uPA
MMP	Matrixmetalloproteasen
OS	kumulative Wahrscheinlichkeit des Gesamtüberlebens, »overall survival«
PAI-1/2	Plasminogenaktivatorinhibitoren 1 und 2
RR	relatives Risiko
TIMP	tissue inhibitors of matrixmetalloproteinases
TLI	thymidine labeling index
uPA	Plasminogenaktivator vom Urokinase-Typ, Urokinase
uPA-R	uPA-Rezeptor, CD 87

Literatur

1. *Early Breast Cancer Trialists' Collaborative Group:*
   Systemic treatment of early breast cancer by hormonal, cytotoxic, or immune therapy.
   Lancet *339,* 1–15, 71–85 (1992)
2. *Jänicke F., Thomssen C., Pache L., Schmitt M., Graefff H.:*
   Urokinase (uPA) and PAI-1 as selection criteria for adjuvant chemotherapy in axillary node-negative breast cancer patients. In: Prospects in diagnosis and treatment of breast cancer: Proceedings of the Joint International Symposium on Prospects in Diagnosis and Treatment of Breast Cancer, 10–11 November 1993, Munich (eds. M. Schmitt, H. Graeff, G. Kindermann, co-eds. F. Jänicke, T. Genz, B. Lampe).
   Excerpta Medica, Internat. Congr. Ser. *1050,* 207–218 (1994)
3. *McGuire W.L., Tandon A.K., Alred D.C., Chamnes G.C., Clark G.M.:*
   Commentaries. How to use prognostic factors in axillary node-negative breast cancer patients.
   J. Nat. Cancer Inst. *82:* 12 (1990)
4. *Clark G.M.:*
   Prognostic and predictive factors. In: Diseases of the Breast (eds. J.R. Harris et al.).
   Lippincott-Raven Publishers, Philadelphia, 461–485 (1996)
5. *Jänicke F., Thomssen C.:*
   Neue Prognosefaktoren und ihre Bedeutung für die adjuvante Therapie des Mammakarzinoms.
   In: Aktuelle adjuvante Therapie des Mammakarzinoms (ed. W. Siebert).
   Hans Marseille Verlag, München, 9–16 (1997)
6. *Goldhirsch A., Wood C.W., Senn H.J., Glick J.H., Gelber R.D.:*
   Meeting highligths: International consensus panel on the treatment of primary breast cancer.
   J. Natl. Cancer Inst. *87,* 1441–1445 (1995)
7. *Schmitt M., Jänicke F., Thomssen C., Pache L., Kramer M., Bläser J., Tschesche H., Wilhelm O., Weidle U., Graeff H.:*
   Clinical relevance of the plasminogen activator system in tumor invasion and metastasis in breast cancer. In: Biology of Vitronectins and their Receptors (eds. K.T. Preissner, S. Rosenblatt, C. Kost, J. Wegerhoff, D.F. Mosher.
   Elsevier Science Publishers, 331–341(1993)
8. *Liotta L., Tryggvason K., Garbisa S., Hart I., Foltz C., Shafie S.:*
   Metastatic potential correlates with enzymatic degradation of basement membrane collagen.
   Nature *284,* 67–68 (1980)
9. *Danø K., Andreasen P.A., Grøndahl-Hansen J., Kristensen P.I., Nielsen L.S., Skriver L.:*
   Plasminogen activators, tissue degradation, and cancer.
   Adv. Cancer Res. *44,* 139–266 (1985)
10. *Graeff H., Jänicke F., Schmitt M.:*
    Klinische und prognostische Bedeutung tumorassoziierter Proteasen in der gynäkologischen Onkologie.
    Geburtsh. Frauenheilk. *51,* 90–99 (1991)
11. *Schmitt M., Jänicke F., Graeff H.:*
    Tumour-associated fibrinolysis: the prognostic relevance of plasminogen activators uPA and tPA in human breast cancer.
    Blood Coagulation and Fribinolysis *1,* 695–702 (1991)
12. *Duff M.J.:*
    The role of proteolytic enzymes in cancer invasion and metastasis.
    Clin. Exp. Metastasis *10,* 145–155 (1992)

13. *Schmitt M., Jänicke F., Graeff H.:*
    Tumor-associated proteases.
    Fibrinolysis 6.Suppl. *4*, 3–26 (1992)
14. *Schmitt M., Wilhelm O., Jänicke F., Magdolen V., Reuning U., Ohi H., Moniwa N., Kobayashi H., Weidle U., Graeff H.:*
    Urokinase-type plasminogen activator (uPA) and its receptor (CD87): a new target in tumor invasion and metastasis.
    J. Obstet. Gynecol. *21*, 151–165 (1995)
15. *Berdel W.E., Wilhelm O., Schmitt M., Maurer J., Reuffi B., von Marschall Z., Oberberg D., Graeff H., Thiel E.:*
    Urokinase-type plasminogen activator (uPA), a protease with cytokine-like activity in human HL-60 leukemic cell line.
    Int. J. Oncol. *3*, 607–613 (1993)
16. *Dumler I., Petri T., Schleuning W.D.:*
    Tyrosine phosphorylation of a 38 kDa protein upon interaction of urokinase-type plasminogen activator (u-PA) with its cellular receptor.
    Excerpta Medica, Internat. Congr. Ser. *1041*, 163–169 (1993)
17. *Felsenfeld D.P., Choquet D., Sheetz M.P.:*
    Ligand binding regulates the directed movement of $\beta 1$ integrins of fibroblasts.
    Nature *383*, 438–440 (1996)
18. *Kanse S.M., Kost C., Wilhelm O.G., Andreasen P.A., Preissner K.T.:*
    The urokinase receptor is a major vitronectin-binding protein on endothelial cells
    Exp. Cell Res. *224* (1996)
19. *Lauffenburger D.A.:*
    Making connections count.
    Nature *383*, 390–391 (1996)
20. *Stefansson S., Lawrence D.A.:*
    The serpin PAI-1 inhibits cell migration by blocking integrin $\alpha_v\beta_3$ binding to vitronectin.
    Nature *383*, 441–443 (1996)
21. *Wie Y., Lukashev M., Simon D.I., Bodary S.C., Rosenberg S., Doyle M.V., Chapman H.A.:*
    Regulation of integrin function by the urokinase receptor.
    Science *273*, 1551–1554 (1996)
22. *Ossowski L., Reich E.:*
    Antibodies to plasminogen activator inhibit human tumor metastasis.
    Cell *35*, 611 (1983)
23. *Hayes D.F.:*
    Angiogenesis and breast cancer.
    Breast Cancer *8*, 51 (1994)
24. *Wilhelm O., Schmitt M., Höhl S., Senekowitsch R., Graeff H.:*
    Antisense inhibition of urokinase reduces spread of human ovarian cancer in mice.
    Clin. Exp. Metastasis *13*, 296–302 (1995)
25. *Baselga J., Tripathy D., Mendelsohn J., Baughman S., Benz C.C., Dantis L., Sklarin N.T., Seidman A.D., Hudis C.A., Moore J., Rosen P.P., Twaddell T., Hendersen I.C., Norton L.:*
    Phase II study of weekly intravenous recombinant humanized anti-p185HER2 monoclonal antibody in patients with HER2/neu-overexpressing metastatic breast cancer.
    J. Clin. Oncol. *14* (3), 737–744 (1996)
26. *Jänicke F., Schmitt M., Pache L., Ulm K., Harbeck N., Höfler H. Graeff H.:*
    Urokinase (uPA) and its inhibitor PAI-1 are strong and independent prognostic factors in node-negative breast cancer.
    Breast Cancer Res. Treatm. *24*, 195–208 (1993)

27. *Jänicke F., Schmitt M., Graeff H.:*
    Both uPA and PAI-1 are independent prognosticators of relapse and death in breast cancer.
    In: Fibrinolysis in disease: the malignant process, interventions in thrombogenic mechanisms and novel treatment modalities (ed. P. Glas-Greenwalt).
    CRC Press, Boca Raton, Ann Arbor, London Tokyo, 19–25 (1995)
28. *Ulm K., Stark M.:*
    CART - Classification and Regression Trees -Methode und Anwendung - Vortrag gehalten auf der ROeS-Tagung in Innsbruck, 1.10.1993.
29. *Cox D.R.:*
    Regression models and life-tables.
    J.R. Stat. Soc. (B) *34*, 187–200 (1972)
30. *Gray R.J.:*
    Flexible methods for analyzing survival data using splines, with applications to breast cancer prognosis.
    J. Am. Stat. Association *87*, 942–951 (1992)
31. *McGuire W.L.:*
    Breast cancer prognostic factors: evaluation guidelines.
    J. Natl. Cancer Inst. *83*, 154–155 (1991)
32. *Clark G.M.:*
    Integrating prognostic factors.
    Breast Cancer Res. Treatm. *22*, 187–219 (1992)
33. *Schmitt M., Thomssen C., Jänicke F., Höfler H., Ulm K., Magdolen V., Reuning U., Wilhelm O., Graeff H.:*
    Clinical significance of the serine protease uPA (urokinase) and its inhibitor PAI-1 as well as the cysteine proteases cathepsin B and L in breast cancer. In: Breast cancer. Advances in biology and therepeutics (eds. F. Calvo et al.).
    John Libbey Eurotext, 191–200 (1996)
34. *Foekens J.A., Look M.P., Peters H.A., van Putten W.L.J., Portegan H., Klijn J.G.M.:*
    Urokinase-type plasminogen activator and its inhibitor PAI-1: predictor of poor response tamoxifen therapy in recurrent breast cancer.
    J. Natl. Cancer Inst. *8*, 751 (1995)
35. *Koyama H., Wada T., Takahashi Y. et al.:*
    Surgial adjuvant chemotherapy with mitomycin C and cyclophosphamide in Japaneses patients with breast cancer.
    Cancer *46*, 2373 (1980)
36. *Senn H.J., Jungi W.F., Amgwerd R. et al.:*
    Swiss adjuvant trial (OSAKO 06/74) with chlorambucil, methotrexate, and 5-fluorouracil plus BCG in node-negative breast cancer patients: Nine year results.
    NCI Monogr. *1*, 129 (1987)
37. *Morrison J.M., Howell A., Kelly K.A., Grieve R.J., Monypenny I.J., Walker R.A., Waterhouse J.A.H.:*
    West Midlands Oncology Association trials of adjuvant chemotherapy in operable breast cancer: results after a median follow-up of 7 years. 11 Patients without involved axillary lymph nodes.
    Br. J. Cancer *60*, 919–924 (1989)
38. *Semiglozov V.F., Bavli J.L., Moiseyenko V.M., Rzhankov S.V., Migmanova N.S., Popova R.T., Seleznyov I.K., Kremen B.V., Kostetskaya T.V., Barash N.J. et al.:*
    Clinical trials on adjuvant chemotherapy for breast cancer.
    Cancer *57* (10), 1957–1960 (1986)
39. *Jakesz R., Kolb R., Reiner G., Schemper M., Rainer H., Dittrich C.:*
    Adjuvant chemotherapy in node-negative breast cancer patients.
    In: Adjuvant Therapy of Cancer V, (ed. S.E. Salmon).
    Grune & Stratton: Orlando, FL, 223 (1987)

40. *Ludwig Breast Cancer Study Group:*
    Prolonged disease-free survival after one course of perioperative adjuvant chemotherapy for node-negative breast cancer.
    N. Engl. J. Med. *320,* 491 (1989)
41. *Espie M., Colin P., Mignot L. et al.:*
    Adjuvant chemotherapy in premenopausal women with node-negative breast adenocarcinoma: interim analysis of a randomized trial. In: ECCO-4. Forth European Conference on Clinical Oncology and Cancer Nursing, *114* (1987)
42. *Bonadonna G.:*
    Evolving concepts in the systemic adjuvant treatment of breast cancer.
    Cancer Res. *52,* 2127–2137 (1992)
43. *Fisher B., Dignam J., Mamounas E.P., Costantino J.P., Wickerham D.L., Redmond C., Wolmark N., Dimitrov N.V., Bowman D.M., Glass A.G., Atkins J.N., Abramson N., Sutherland C.M., Aron B.S., Margolese R.G.:*
    Sequential methotrexate and fluorouracil for the treatment of node-negative breast cancer patients with estrogen receptor-negative tumors: eight-year results from National Surgical Adjuvant Breast and Bowel Project (NSABP) B-13 and first report of findings from NSABP B-19 comparing methotrexate and fluorouracil with conventional cyclophosphamide, methotrexate, and fluorouracil [see comments].
    J. Clin. Oncol. *14* (7), 1982–1992 (1996)
44. *Mansour E.G., Gray R., Shatila A.H., Osborne G.K., Tormey D.C., Gilchrist K.W., Cooper M.R., Falkson G.:*
    Efficacy of adjuvant chemotherapy in high-risk node-negative breast cancer. An intergroup study.
    N. Engl. J. Med. *320* (8), 485–490 (1989)
45. *Williams C.J., Buchanan R.B., Hall V., Taylor I.:*
    Adjuvant chemotherapy for T 1-2, N0, M0 estrogen receptor negative breast cancer: preliminary results of a randomized trial. In: Adjuvant Therapy of Cancer V (ed. S.E. Salmon).
    Grune & Stratton: Orlando, FL, 233 (1987)
46. *Baak J., Benraad Th.J.:*
    PREMIS; Niederlande. Persönliche Mitteilung (1996)
47. *Bengtsson O.:*
    Joint Scandinavian NNBC study; Skandinavien, Island. Persönliche Mitteilung (1996)
48. *Paradiso A., De Lena M., Schittulli F.:*
    Adjuvant therapy in women affected by breast cancer randomized according to tumor proliferative activity; Istituto di Oncologia, Bari, Italien. Persönliche Mitteilung (1996)

Stellungnahme zu dem Thema »Tumorzellen im Knochenmark – Prognose und Therapieansatz«

G. Schlimok

Obwohl bei 90 bis 95% aller Patientinnen mit Mammakarzinom zum Zeitpunkt der Primäroperation keine hämatogene Disseminierung nachweisbar ist, entwickeln etwa 50% dieser Patientinnen innerhalb von 5 Jahren Fernmetastasen. Die Ursache hierfür ist eine, noch vor der Primäroperation stattfindende, hämatogene Streuung von Tumorzellen. Solange diese Zellen noch als Einzelzellen oder in kleinsten Tumorzellverbänden vorliegen, ist ihr Nachweis mit konventionellen diagnostischen Verfahren (Radiologie, Nuklearmedizin) nicht möglich.

Nachweis disseminierter Tumorzellen im Knochenmark

Das Knochenmark eignet sich in besonderer Weise für den Nachweis dieser Zellen, da im Knochenmark unter normalen Umständen keine epithelialen Zellen nachweisbar sind, Mammakarzinome sehr häufig in das Knochenmark metastasieren und das Knochenmark sehr einfach und für den Patienten ungefährlich aspiriert werden kann. Mit konventionellen histopathologischen Techniken lassen sich bei etwa 4% der Patientinnen zum Zeitpunkt der Primäroperation Tumorzellen im Knochenmark nachweisen [1]. Als einer der ersten wandten Redding et al. immunzytologische Techniken zum Nachweis dieser disseminierten Tumorzellen an. Mit einem Antikörper gegen EMA gelang es ihnen, bei Patienten ohne manifeste Fernmetastasen zum Zeitpunkt der Primäroperation in 28,2% der Fälle disseminierte Tumorzellen im Knochenmark nachzuweisen [2]. Obwohl EMA einen relativ unspezifischen Marker darstellt, konnten mehrere Gruppen in der Folge diese Ergebnisse bestätigen. Die Inzidenz dieser Zellen lag zwischen 20 und 45%. Am häufigsten wurden bei dieser Fragestellung jedoch monoklonale Antikörper gegen Zytokeratin [1, 3] oder gegen Glykoproteine auf epithelialen Zelloberflächen [4] eingesetzt.

Korrelation zu etablierten Risikofaktoren

Eine wichtige Frage ist, ob die Inzidenz dieser epithelialen Zellen mit etablierten Risikofaktoren, wie Tumorgröße oder Lymphknotenbefall, korreliert werden kann.

Diel [4] fand eine signifikante Korrelation zwischen einem positiven Knochenmarksbefund und der Tumorgröße (p <0,0001), dem Lymphknotenstatus (p <0,0001) und dem histopathologischen Tumorgrading (p <0,002). Während sich zum Progesteronrezeptor ebenfalls eine Assoziation (p = 0,008) aufzeigen ließ, war zur Expression des Östrogenrezeptors und zum Menopausenstatus keine Korrelation nachweisbar. Die Ludwig Breast Cancer Study Group [5] fand, daß der Nachweis von EMA-positiven Zellen im Knochenmark signifikant mit dem Lymphknotenbefall der peritumoralen vaskulären Invasion und der Primärtumorgröße korreliert [13]. Studien mit Zytokeratin-Antikörpern zeigten ebenfalls häufiger positive Zellen im Knochenmark bei Patienten mit ausgedehnterem Primärtumor und lokoregionärem Lymphknotenbefall [1], diese Tendenz war jedoch statistisch nicht signifikant.

Biologische Bedeutung der disseminierten Tumorzellen

Um die biologische Bedeutung der disseminierten Tumorzellen im Knochenmark zu erfassen, wurden mehrere Follow-up-Studien durchgeführt. Einige der Studien sind in Tabelle 1 dargestellt. Mit dem polyklonalen EMA-Antikörper fanden Mansi et al. [6] bei knochenmarkspositiven Patienten in der univariaten Analyse ein signifikant

Marker	Nachweismethode	Prognostische Relevanz		Literatur
		Rezidivfreies Überleben	Gesamt-Überleben	
EMA	ICC	+	+	Mansi et al. 1991
CK	ICC	+	n.b.	Cote et al. 1991
CK	ICC	+	+	Schlimok et al. 1994
TAG 12	ICC	+	n.b.	Diel et al. 1992
CK, EMA, TAG 12	ICC	+	+	Harbeck et al. 1994

Verwendete Abkürzungen:
ICC = immunzytochemisch;
EMA = epithelial membrane antigen
CK = Zytokeratin
TAG 12 = tumorassoziiertes Glykoprotein 12
n.b. = nicht bestimmt

Tabelle 1: Nachweis disseminierter Tumorzellen im Knochenmark von Patientinnen mit primärem Mammakarzinom.

verkürztes rezidivfreies Intervall und eine verkürzte Gesamtüberlebenszeit (p <0,005) [11, 14]. In der multivariaten Analyse erwies sich dieser Prognosefaktor jedoch nicht als unabhängig. Nachuntersuchungen von Diel et al. [4] zeigten, daß der Nachweis disseminierter Tumorzellen im Knochenmark mit Hilfe des tumorassoziierten Glykoproteins 12 (TAG 12) einen unabhängigen Risikofaktor für den Rückfall bei Patientinnen mit Mammakarzinom darstellt (p <0,0005). Daten bezüglich des Gesamtüberlebens waren zu diesem Zeitpunkt nicht verfügbar.

Erste Hinweise für einen unabhängigen Einfluß früher disseminierter Zellen auf das Gesamtüberleben ergaben sich aus einer Studie von Schlimok et al. [7], die die prognostische Bedeutung von zytokeratin-positiven Zellen im Knochenmark in einer prospektiven Follow-up-Studie an 349 Patientinnen untersuchte. Nach einer medianen Beobachtungszeit von 35 Monaten konnte die prognostische Relevanz bezüglich des Gesamtüberlebens sowohl in der univariaten (p = 0,02) als auch in der multivariaten Analyse (p = 0,03) gezeigt werden. Die Aussagekraft des immunzytologischen Assays war der etablierter Prognosefaktoren vergleichbar. Harbeck et al. [8] konnten diese Ergebnisse in einer Studie an 100 Patientinnen bestätigen. Mit einem Cocktail aus monoklonalen Antikörpern gegen Zytokeratin, EMA und TAG 12 konnten disseminierte Tumorzellen im Knochenmark bei 38% der untersuchten Patientinnen nachgewiesen werden. Nach einer medianen Beobachtungszeit von 34 Monaten zeigte sich, daß Knochenmarkspositivität in der multivariaten Analyse einen signifikanten Prognosefaktor für das rezidivfreie und Gesamtüberleben darstellt.

Mit einem Cocktail aus Antikörpern gegen Zytokeratin und Zelloberflächenantigene konnten Cote et al. [9] zeigen, daß die Tumorquantität im Knochenmark einen bedeutenden Risikofaktor darstellt. In ihrer Studie erwies sich die Zahl der disseminierten Tumorzellen im Knochenmark (<10 gegen >10 Zellen) als unabhängiger prognostischer Faktor bezüglich eines frühen Rückfalls (p <0,03).

Monitoring adjuvanter Therapiestudien

Zur Eliminierung dieser disseminierten Tumorzellen zum Zeitpunkt der Primäroperation wurden in den vergangenen Jahren eine Reihe von adjuvanten Therapiestudien mit unterschiedlichem Erfolg durchgeführt. Die therapeutische Effizienz dieser Ansätze kann jedoch erst nach Beobachtungszeiten von mehreren Jahren beurteilt werden. Ein Surrogat-Marker, der frühzeitig den therapeutischen Effekt von adjuvanten Therapieverfahren aufzeigt, wäre deshalb von größter klinischer Bedeutung. Erst Studien unserer Arbeitsgruppe zeigen, daß ein Monitoring zytokeratin-positiver Zellen im Knochenmark unter einer Therapie möglich erscheint. Eine wichtige Voraussetzung für einen derartigen Ansatz ist jedoch eine Optimierung und Standardisierung des Nachweisverfahrens [10].

Phänotypisierung der disseminierten Zellen

Mit Hilfe von Doppelmarkierungen ist eine Charakterisierung disseminierter Tumorzellen im Knochenmark möglich. Interessant ist die Expression proliferationsassoziierter Marker auf isolierten Tumorzellen, da Zellproliferation unter anderem eine Voraussetzung für das Angreifen von chemotherapeutischen Substanzen ist. Bei Patientinnen mit Mammakarzinom exprimieren nur rund 10% der disseminierten zytokeratin-positiven Zellen derartige Proliferationsmarker (Ki-67, P 120). Die Mehrzahl der disseminierten Zellen im Knochenmark scheint sich somit in der G0-Phase des Zellzyklus zu befinden, eine mögliche Erklärung für die zwar vorhandene, jedoch unzureichende Wirkung von Chemotherapeutika in der adjuvanten Therapie [11].

Die phänotypische Charakterisierung der disseminierten Tumorzellen im Knochenmark ist auch für die Auswahl immuntherapeutischer Verfahren von großer Bedeutung. So ist für den Angriff zytotoxischer T-Lymphozyten die Expression von HLA-Klasse-I-Antigenen und für den Einsatz monoklonaler Antikörper die Expression des entsprechenden Zielantigens von entscheidender Bedeutung. Bei Patientinnen mit Mammakarzinom fanden wir in 65% eine Down-Regulation von HLA-Klasse-I-Antigenen auf den disseminierten Tumorzellen im Knochenmark [12]. Durch eine derartige Down-Regulation haben die disseminierten Tumorzellen die Möglichkeit, sich dem Angriff zytotoxischer T-Lymphozyten zu entziehen.

Tumorassoziierte Antigene (Levis Y, 17/1A), gegen die monoklonale Antikörper in therapeutischen Mengen zur Verfügung stehen, konnten wir auf 60 bis 70% der disseminierten Zellen nachweisen. In einer ersten Studie konnten wir zeigen, daß durch den therapeutischen Einsatz monoklonaler Antikörper die Zahl antigen-positiver Zellen im Knochenmark reduziert werden kann [10]. Durch die Charakterisierung der gestreuten Tumorzellen erscheint also eine Individualisierung der Therapie zunehmend möglich.

Neue diagnostische Techniken

In den letzten Jahren wurden zunehmend Arbeiten über den Einsatz der PCR publiziert. Beim Mammakarzinom wurde dabei vor allem versucht, eine RT-PCR für CK-19-mRNA zu entwickeln und einzusetzen [13]. Die Sensitivität des PCR-Ansatzes scheint gegenüber der Immunzytologie nicht erhöht. Probleme bestehen immer noch bezüglich der Spezifität der PCR. Außerdem ist hiermit eine phänotypische Charakterisierung und morphologische Begutachtung der gestreuten Zellen nicht möglich. Aus den genannten Gründen ist heute die Immunzytologie immer noch der »Goldstandard«.

Zusammenfassung

Der immunzytologische Nachweis von disseminierten Tumorzellen im Knochenmark zum Zeitpunkt der Operation stellt für Patientinnen mit Mammakarzinom einen unabhängigen signifikanten Prognosefaktor sowohl für das rezidivfreie Überleben als auch für das Gesamtüberleben dar. Als Standard gilt heute der Einsatz von monoklonalen Antikörpern gegen Zytokeratin. Die immunzytologische Aufarbeitung erlaubt außerdem die phänotypische Charakterisierung und ein Monitoring dieser Zellen. Dies könnte vor allem für die Auswahl und Durchführung adjuvanter Therapieverfahren von großer Bedeutung sein. Probleme bestehen immer noch mit einer Standardisierung und Quantifizierung des immunzytologischen Ansatzes. Der Nachweis disseminierter Tumorzellen mit der PCR-Technik befindet sich noch in einem experimentellen Stadium.

Literatur

1. *Schlimok G., Funke I., Holzmann B., Göttlinger H.G., Schmidt G., Häuser H., Swierkot S., Warnecke H.H., Schneider B., Koprowski H., Riethmüller G.:*
   Micrometastatic cancer cells in bone marrow: in vitro detection with anti-cytokeratin and in vivo labeling with anti-17-1A monoclonal antibodies.
   Proc. Natl. Acad. Sci. USA, *84*, 8672–8676 (1987)
2. *Redding H.W., Coombes R.C., Monagham P., Clink H.M.D., Imrie S.F., Dearnaley D.P., Ormerod M.G., Sloane J.P., Gazet J.C., Powles T.J., Neville A.M.:*
   Detection of micrometastases in patients with primary breast cancer.
   Lancet *i*, 1271–1274 (1983)
3. *Pantel K., Schlimok G., Angstwurm M., Weckermann C., Schmaus W. Gath H., Passlick B., Izbicki J., Riethmüller G.:*
   Methodological analysis of immunocytochemical screening for disseminated epithelial tumor cells in bone marrow.
   J. Hematother. *3*, 165–173 (1994)
4. *Diel I.J., Kaufmann M., Goerner R., Costa S.D., Kaul S., Bastert G.:*
   Detection of tumor cells in bone marrow of patients with primary breast cancer: a prognostic factor for distant metastatic.
   J. Clin. Oncol. *10*, 1534–1539 (1992)
5. *Berger U., Bettelheim R., Mansi J.L., Easton D., Coombes R.C., Neville A.M.:*
   The relationship between micrometastases in the bone marrow, histopathologic features of the primary tumor in breast cancer and prognosis.
   Am. J. Clin. Pathol. *90*, 1–6 (1988)
6. *Mansi J.L., Easton D., Berger U., Gazet J.C., Ford H.T., Dearnaley D., Coombes R.C.:*
   Bone marrow micrometastases in primary breast cancer: prognostic significance after 6-year's follow-up.
   Eur. J. Cancer *27*, 1552–1555 (1991)
7. *Schlimok G., Lindemann F., Holzmann K., Witte J., Pantel K., Riethmüller G.:*
   Prognostic significance of tumor cells detected in bone marrow of breast cancer patients: a multivariate analysis.
   Onkologie *17* (Suppl.2), 128 (1994)

8. *Harbeck N., Untch M., Pache L, Eiermann W.:*
   Tumour cell detection in the bone marrow of breast cancer patients at primary therapy; result of a 3-year median follow-up.
   Br. J. Cancer *69,* 566–571 (1994)
9. *Cote R.J., Rosen P.P., Lesser M.L., Old L.J., Osborne M.P.:*
   Prediction of early relapse in patients with operable breast cancer by detection of occult bone marrow micrometastases.
   J. Clin. Oncol. *9,* 1749–1756 (1991)
10. *Schlimok G., Pantel K., Loibner H., Fackler-Schwalbe I., Riethmüller G.:*
    Reduction of metastatic carcinoma cells in bone marrow by intravenously administered monoclonal antibody: towards a novel surrogate test to monitor adjuvant therapies of solid tumors.
    Eur. J. Cancer *31,* 1799–1803 (1995)
11. *Pantel K., Schlimok G., Braun S., Kutter D., Schaller G., Funke I., Izbicki J., Riethmüller G.:*
    Differential expression of proliferation-associated molecules in individual micrometastatic carcinoma cells.
    J. Natl. Cancer Inst. *85,* 1419–1424 (1993)
12. *Pantel K., Schlimok G., Kutter D., Schaller G., Genz T., Wiebecke B., Backmann R., Funke I., Riethmüller G.:*
    Frequent down-regulation of major histocompatibility class I antigen expression on individual micrometastatic carcinoma cells.
    Cancer Res. *51,* 4712–4715 (1991)
13. *Datta Y.H., Adams P.T., Drobyski W.R., Ethier S.P., Terry V.H., Roth M.S.:*
    Sensitive detection of occult breast cancer by the reserve-transcriptase polymerase chain reaction.
    J. Clin. Oncol. *12,* 475–483 (1994)

Untersuchung von Proteasen im Primärtumor und Tumorzelldissemination ins Knochenmark zum Zeitpunkt der Primärtherapie beim Mammakarzinom

M. Untch, I. Funke*, G. Konecny, C. Nestle-Krämling, I. Bauerfeind, B. Böttcher, H. Hepp

Zusammenfassung

Bei fast 50% aller Mammakarzinompatientinnen tritt im Laufe der Erkrankung eine systemische Streuung auf. Axillalymphknotenpositive Patientinnen werden nach der Operation in der Regel adjuvant behandelt. Bei lymphknotennegativen Patientinnen gibt es derzeit keine Übereinstimmung, ob und welche Patientinnen behandelt werden müssen bzw. bei welchen Patientinnen auf eine Behandlung verzichtet werden kann. Es gilt diejenigen 25–30% dieser Patientinnen zu identifizieren, die ein erhöhtes Rezidiv- und Metastasierungsrisiko haben. Wir vergleichen in unserer Arbeit drei neuere Parameter mit den klassischen Prognosefaktoren: die Tumorproteasen Urokinase-Plasminogenaktivator (uPA) und Plasminogenaktivator-Inhibitor-1 (PAI-1) und den Nachweis von zytokeratinpositiven (CK) Tumorzellen im Knochenmark mittels monoklonaler Antikörper.

Sowohl der Nachweis von Proteasen im Primärtumor wie auch der Tumorzellnachweis im Knochenmark haben bisher ihre Wertigkeit als Prognosefaktoren für das rezidivfreie sowie das Geamtüberleben bewiesen. Unabhängig vom Lymphknotenstatus konnten bei 26% der Patientinnen CK-positive Zellen im Knochenmark nachgewiesen werden. Bei 65% aller Patientinnen waren eine oder beide Tumorproteasen über die definierten Grenzwerte erhöht. Bei 16% der lymphknotennegativen Patientinnen waren eine oder beide Proteasen erhöht und gleichzeitig ein positiver Tumorzellnachweis im Knochenmark festzustellen. Wir können beim gleichen Patientenkollektiv die Unabhängigkeit dieser neuen Faktoren von den etablierten Prognosefaktoren, wie z.B. Tumorgröße, Lymphknotenstatus, Grading, Hormon- bzw. Menopausenstatus feststellen. PAI-1 und der Progesteronrezeptorstatus korrelierten miteinander ($p < 0,05$). Es ergab sich keine Korrelation zwischen den Tumorproteasen im Primärtumor und dem Tumorzellnachweis im Knochenmark. Diese Faktoren sind voneinander unabhängig. PAI-1 und uPA waren miteinander korre-

---

*Chirurgische Klinik im Klinikum Großhadern

liert (p <0,001). In der multivariaten Analyse waren PAI-1 und der Knochenmarkstatus nach dem Lymphknotenstatus die stärksten prädiktiven Faktoren für das Auftreten einer Metastasierung und für das Gesamtüberleben.

Die Kaskade vom Primärtumor zur etablierten Metastase stellt einen multifaktoriellen, zeitabhängigen biologischen Prozeß dar. Dabei spielen die Expression von Tumorproteasen im Primärtumor, die Fähigkeit einzelner Zellen, in andere Organsysteme zu disseminieren, und der Verlust von Adhäsionsmolekülen eine wichtige Rolle. Der Nachweis von CK-positiven Zellen im Knochenmark und die Expression von Tumorproteasen im Primärtumor könnten in der klinischen Routine zusätzlich zur Definition von Hochrisikopatientinnen herangezogen werden. Der Nutzen als prädiktive Faktoren für das Ansprechen auf eine adjuvante Therapie wird im Rahmen prospektiver, randomisierter Studien überprüft.

Einleitung

Bei 90–95% aller Patientinnen ist zum Zeitpunkt der Primärtherapie die Tumorerkrankung auf die Brust oder die Axilla beschränkt, da mit herkömmlichen Methoden keine metastatische Ausbreitung der Erkrankung nachgewiesen werden kann. Dennoch werden etwa die Hälfte aller betroffenen Frauen durch die Primäroperation alleine nicht geheilt, d.h. es lag zum Zeitunkt der Primärtherapie schon eine »Systemerkrankung« vor [1]. Zahlreiche internationale Studien konnten den Nutzen der adjuvanten Therapie bei Patientinnen mit axillärem Lymphknotenbefall beweisen. Über die adjuvante Behandlung bei lymphknotennegativen Patientinnen herrscht derzeit international keine Einigkeit. Durch verbesserte Vorsorge und technische Maßnahmen (Mammographie, Kernspinmammographie) werden Mammakarzinome zunehmend in einem frühen Stadium entdeckt. Die Hälfte aller Mammakarzinompatientinnen haben keinen axillären Lymphknotenbefall. Trotzdem entwickeln knapp 30% dieser Patientinnen Rezidive und/oder Metastasen [2]. Aufgrund aktueller Studienergebnisse empfahl 1990 das National Cancer Institute in den USA für alle lymphknotennegativen Mammakarzinompatientinnen eine systemische Therapie [3, 4]. Diese Empfehlung war sehr umstritten, da etwa 75% aller lymphknotennegativen Patientinnen durch die Chirurgie alleine geheilt werden.

Neben den etablierten, indirekten Prognosefaktoren, wie Tumorgröße, axillärer Lymphknotenstatus, Grading, Hormonrezeptor- und Menopausenstatus, wurden in letzter Zeit eine Vielzahl von neuen Prognosefaktoren beschrieben. Wir haben in unserer Untersuchung drei neue Prognosefaktoren miteinander verglichen: die Proteasen Urokinase-Plasminogenaktivator (uPA) und Plasminogenaktivator-Inhibitor-Typ 1 (PAI-1) im Primärtumor und den Nachweis von Zytokeratin-18-positiven (CK-18-positiven) Zellen im Knochenmark. Mehrere internationale Publikationen konnten die Bedeutung dieser unabhängigen Prognosefaktoren für rezidivfreies bzw. Gesamtüberleben zeigen [5–10, 18, 20–22, 24]. Die beiden Tumorproteasen uPA und PAI-1 gehören der Gruppe der Invasions- und Metastasierungsmarker an. uPA wird als enzymatisch inaktives Proenzym (pro-uPA) von Tumorzellen synthetisiert. Nach Bindung an spezifische Rezeptoren auf der Tumorzelloberfläche wird es durch Kathepsin B aktiviert [11, 12]. In seiner aktivierten Form kann es Plasminogen zu Plasmin umwandeln, danach werden Komponenten des Tumorstromas abgebaut (Fibrin, Fibronectin, Proteoglykane). Anschließend wird Kollagen Typ IV, ein wichtiger Basalmembranbestandteil, abgebaut [13, 14]. Durch den Abbau der extrazellulären Matrix und der Basalmembran können die Mammakarzinomzellen Gewebe invadieren und in Gefäße einbrechen. Dies ist eine der Voraussetzungen für die Metastasierung. PAI-1 scheint als eine Art Selbstschutz gegen den uPA-gesteuerten Gewebeabbau zu fungieren und am Metastasierungsort den Tumormatrixaufbau zu fördern [15, 16].

Das Skelett ist die häufigste Metastasenlokalisation beim Mammakarzinom [17]. CK-positive Zellen im Knochenmark stellen den frühesten Nachweis einer Dissemination dar. Mit dem Nachweis im Interstitium des Knochenmarks werden Zellen identifiziert, die einen Teil des Metastasierungsweges schon absolviert haben. Diese CK-positiven Zellen sind jedoch nicht mit Metastasen gleichzusetzen, da nur ein geringer Teil überlebt [18]. Ob und warum ein Teil dieser Zellen im Knochenmark sich durch Zellteilung und Wachstum zur Metastase entwickelt, ist bisher noch unklar. Diese Zellen können oft jahrelang als sogenannte »dormant cells« verborgen bleiben.

Die Zusammenhänge zwischen proteolytischem Potential des Primärtumors und dem Nachweis von CK-18-positiven Zellen in der Peripherie sind bislang noch nicht untersucht worden. Wir berichten hier über die Korrelation dieser neuen Faktoren untereinander und mit den etablierten Faktoren beim Mammakarzinom.

Die genauere phänotypische Charakterisierung von disseminierten CK-positiven Zellen im Knochenmark kann unter anderem durch den Nachweis von Adhäsionsmolekülen (wie z.B. E-Cadherin) durchgeführt werden. Dies könnte eventuell darüber Aufschluß geben, wie solche Zellen aus ihrem Verband auswandern bzw. neue Zell-Zell-Verbindungen in der Peripherie aufbauen.

Eine außerordentlich wichtige Frage für den Nachweis von CK-positiven Zellen im Knochenmark betrifft die Spezifität und Sensitivität einer solchen Untersuchung. Üblicherweise exprimieren fast alle Mammakarzinome und deren Metastasen Zytoskelettproteine (die Zytokeratine 8, 18, 19). Zum Nachweis von sog. okkulten Tumorzellen ist ein sensitiver Nachweis wichtig. Dafür bieten sich neben der Immunzytochemie auch die PCR-Methoden an [19].

Patientinnen und Methoden

Patientinnen

Bei 350 Patientinnen mit operablem Mammakarzinom wurden zum Zeitpunkt der Primärtherapie sowohl die Proteasen uPA und PAI-1 im Primärtumor bestimmt als auch der CK-Nachweis im Knochenmark mittels monoklonaler Antikörper durchgeführt. Die klinischen Daten der Patientinnen werden in Tabelle 1 dargestellt. Alle Patientinnen waren nach herkömmlichen apparativen Untersuchungen im Stadium M0. Die Therapie bestand in einer brusterhaltenden Operation und axillärer Lymphonodektomie mit anschließender Bestrahlung oder in der modifiziert radikalen Mastektomie. Bei axillärem Lymphknotenbefall wurde je nach Menopausen-

Prognosefaktor	Anzahl
pT	
1	122
2	160
3	19
4	49
befallene Lymphknoten (LK)	
0	160
1–3	100
>3	90
ER	
negativ	126
positiv	224
PR	
negativ	107
positiv	243
Grading	
G1	26
G2	182
G3	142
Histologie	
duktal	325
lobulär	11
gemischt/andere	14
Menopause	
prä	138
post	212

Tabelle 1: Klinische Daten der 350 Patientinnen; Alter: 25–87 Jahre (Median 55).

und Hormonrezeptorstatus eine adjuvante Therapie eingeleitet. Die Nachbeobachtungszeit für dieses Patientenkollektiv betrug im Mittel 20 Monate (mindestens 12, maximal 48 Monate).

Methoden

<u>Knochenmarkuntersuchung</u>

Nach mündlicher Aufklärung und schriftlicher Einwilligung der Patientinnen wurde nach der operativen Primärtherapie in gleicher Allgemeinnarkose Knochenmark an beiden vorderen Beckenkämmen und am Brustbein aspiriert (mindestens zwei Stellen, maximal 6 Stellen). Die Methode der Knochenmarkgewinnung und -aufarbeitung wurde anderweitig publiziert [5–7, 18, 20–24].

Zusammenfassung: Das entnommene Knochenmark wurde in eisgekühlter, heparinisierter, phosphatgepufferter Kochsalzlösung (PBS) asserviert. Nach 10 Minuten Zentrifugation über einen Ficoll-Dichtegradienten wurde die Interphase isoliert. Danach wurde zweimal in PBS gewaschen und abzentrifugiert. Von jedem Aspirat wurden nach Verdünnung auf 1×10^5 Zellen pro 100 µl Suspension 5 Cytospinpräparate angefertigt. Nach Fixierung mit Aceton und Lufttrocknung wurden die Präparate mit dem monoklonalen Antikörper CK2 (Fa. Boehringer Mannheim), der gegen die Zytokeratinkomponente CK18 gerichtet ist, inkubiert. Zur Identifizierung zytokeratinpositiver Zellen wurde die APAAP-Methode benutzt (Beschichtung mit Kaninchen-Anti-Maus-Brückenantikörper und APAAP-Komplex). Die endogene alkalische Phosphatase wurde durch Vorinkubation mit Levamisole blockiert [23]. Die positiven Zellen werden durch eine rote Farbreaktion identifiziert. Im Licht- bzw. Phasenkontrastmittelmikroskop wurden CK2-positive Zellen in jeweils 5×10^5 Gesamtzellen von zwei unabhängigen Untersuchern ausgezählt. Der Cut-off-Wert für die Einstufung eines Präparates als positiv war der Nachweis einer gefärbten Zelle. Als Kontrollen dienten der gegen die HLA-A, -B, -C-Antigene gerichtete Antikörper W6/32 (American Type Culture Collection, Rockville, MD) und ein Mausmyelomprotein vom IgG1-Isotyp (Sigma, Deisenhofen). Es wurde der CK2-Antikörper verwendet, da er gegen die Cytokeratinkomponente Nr. 18 gerichtet ist, die nur von einschichtigen Epithelien und den entsprechenden Tumoren exprimiert wird.

Zusätzlich wurde bei 21 Patientinnen die Expression des epithelialen Zelladhäsionsmoleküls E-Cadherin auf den disseminierten Tumorzellen mit dem monoklonalen Antikörper Mab 6F9 (Birchmeier) in einer Doppelfärbung (APAAP/Immunogold) untersucht.

Proteasen im Tumor

Für den Nachweis der Tumorproteasen uPA und PAI-1 wurden in unserem Labor nach Untersuchung durch den Pathologen 100–300 mg Gewebe mit dem Dismembrator (Braun-Melsungen, Melsungen, Deutschland) für 30 s pulverisiert. Das Pulver wurde mit 1,8 ml TBS bei 4°C versetzt. Zu den 1,8 ml dieser Suspension wurden 0,2 ml Triton-X-100 in TBS (Sigma, München) hinzugegeben und bei 4°C über Nacht unter leichtem Schütteln inkubiert. Nach Ultrazentrifugation bei 100000 x g für 45 min wurde der Überstand in Aliquots geteilt und in flüssigem Stickstoff bis zur Weiterverarbeitung gelagert. Der uPA- und PAI-1-Gehalt wurde mit einem ELISA der Firma American Diagnostica bestimmt (American Diagnostica, Greenwich, CT Nr. 894 (uPA) und Nr. 821 (PAI-1)). Die Proteinbestimmung erfolgte mit dem BCA-Proteintest von Pierce (Nr. 23225). Die Antigenkonzentration wurde auf mg Protein bezogen. Interne und externe Qualitätskontrollen werden laufend durchgeführt. Der Variationskoeffizient lag unter 10%.

Der Hormonrezeptorengehalt wurde mit dem Enzymimmunoassay der Fa. Abbott, Wiesbaden bestimmt (PgR-EIA, ER-EIA). Gewebe mit mehr als 20 fmol/mg Protein galten als östrogen- bzw. progesteronrezeptorpositiv. Die Cut-off-Werte für uPA 3 ng/mg Protein sowie für PAI-1 14 ng/ml Protein entstammen einer randomisierten Multizenterstudie bei nodalnegativen Patientinnen und wurden an einem Patientenkollektiv des Referenzzentrums erhoben (Frauenklinik der Technischen Universität im Klinikum rechts der Isar, München).

Statistik

Für die Korrelation der Prognosefaktoren untereinander wurden der Kruskal-Wallis-Test bzw. U-Test von Mann-Whitney und der Chi-Quadrat-Test sowie der Spearmansche Rangkorrelationstest verwendet. Signifikanzniveau: $p < 0{,}005$. Der Einfluß aller Faktoren auf Rezidivfreiheit und Gesamtüberleben wurde mit dem Cox-Regressionsmodell analysiert.

Ergebnisse

Proteasen

Unsere Ergebnisse von uPA und PAI-1 im Triton-X-Extrakt (pH 8,5) stimmen gut mit denen anderer Arbeitsgruppen überein (Tabelle 2).

Bei 65% der Patientinnen waren eine oder beide Tumorproteasen erhöht, unabhängig vom Nodalstatus. Die Verteilung nach Cut-off-Werten zeigt Abbildung 1.

	uPA (ng/mg Protein) Median (Variationsbreite)	Mittelwert (+/-SD)	PAI-1 (ng/mg Protein) Median (Variationsbreite)	Mittelwert (+/-SD)
Schmitt				
Triton-X-Extrakt	2,60 (0,07–11,99)	3,21 (± 2,40)		
Zytosolfraktion	1,09 (0,08–11,24)	1,65 (± 1,54)		
Jänicke				
Triton-X-Extrakt	2,32 (0,13–15,17)	3,06 (± 2,52)	6,34 (0,02–168,40)	10,88 (± 17,10)
Zytosolfraktion	1,07 (0,02–9,08)	1,67 (± 1,63)	7,15 (0,03–116,94)	12,07 (± 17,48)
Sumiyoshi				
Zytosolfraktion		3,08 (± 0,53)		
Spyratos				
Zytosolfraktion	0,31 (0,00–4,40)	0,47 (± 0,52)		
Foekens				
Zytosolfraktion	0,70 (0,01–9,80)	1,00 (± 1,00)	15,2	
Grøndahl				
Zytosolfraktion	0,048 IU/mg (0–2,1)		0,80 IU/mg (0,069–12,0)	
Eigene Daten (n = 350)				
Triton-X-Extrakt	2,93 (0,21-23,47)	3,36 (+/-2,42)	15,21 (0,66-252,23)	22,19(+/- 19,12)

Tabelle 2: Literaturvergleich von uPA- und PAI-1-Werten in Triton-X-Extrakten und Zytosolfraktionen.

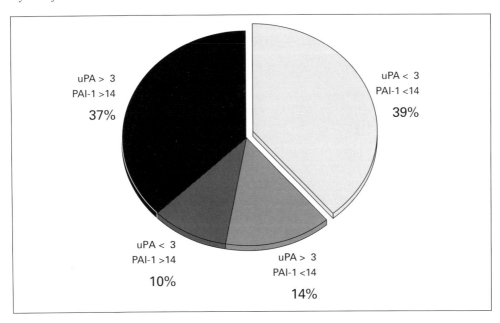

Abbildung 1: Verteilung nach Cut-off-Werten von uPA und PAI-1 (ng/mg Protein) bei 350 Patientinnen.

Knochenmarkstatus

Bei der Knochenmarkpunktion kam es in keinem Fall zu einer schwerwiegenden Komplikation. Unabhängig vom Nodalstatus wurden bei 26% der Patientinnen CK-positive Zellen im Knochenmark nachgewiesen. Bei 63% der nodalnegativen Patientinnen mit CK-18-positiven Zellen im Knochenmark waren eine oder beide Tumorproteasen erhöht. Abbildung 2 zeigt die univariate Analyse des Knochenmarkstatus in bezug auf das Gesamtüberleben.

Die Korrelation zwischen Tumorzellnachweis im Knochenmark und etablierten Prognosefaktoren sowie uPA und PAI-1 wird in Tabelle 3 gezeigt, der Zusammenhang zwischen den Tumorproteasen und anderen Prognosefaktoren in Tabelle 4.

Zwischen CK-18-positiven Zellen im Knochenmark und Tumorproteasen im Primärtumor wurde keine signifikante Korrelation gefunden. In unserer Untersuchung sind

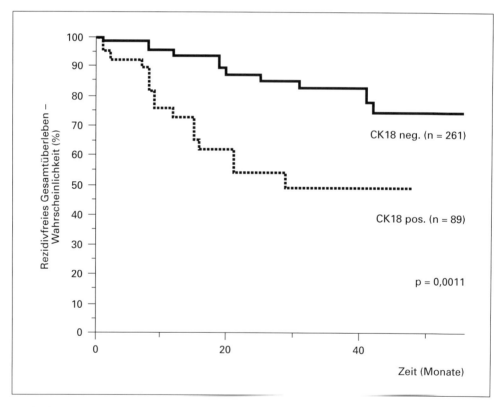

Abbildung 2: Univariate Analyse des Knochenmarkstatus in bezug auf das rezidivfreie Gesamtüberleben (n = 350).

Prognosefaktor		CK18-positiv	CK18-negativ	Korrelation
Menopause				
prä	(n = 138)	33 (9,5%)	105 (30%)	n.s.
post	(n = 212)	56 (16%)	156 (44,5%)	
pT				
1	(n = 122)	24 (7%)	98 (28%)	n.s.
2	(n = 160)	49 (14%)	111 (32%)	
3	(n = 19)	4 (1%)	15 (4%)	
4	(n = 49)	12 (4%)	37 (10%)	
LK				
0	(n = 160)	38 (11%)	122 (35%)	n.s.
1-3	(n = 100)	28 (8%)	72 (21%)	
>3	(n = 90)	23 (6%)	67 (19%)	
Histologie				
duktal	(n = 325)	84 (24%)	241 (69%)	n.s.
lobulär	(n = 11)	3 (1%)	8 (2%)	
andere	(n = 14)	2 (1%)	12 (3%)	
Grading				
G1	(n = 26)	7 (2%)	19 (6%)	n.s.
G2	(n = 182)	46 (14%)	136 (38%)	
G3	(n = 142)	36 (11%)	106 (29%)	
ER				
negativ	(n = 126)	31 (9%)	98 (27%)	n.s.
positiv	(n = 224)	58 (17%)	166 (47%)	
PR				
negativ	(n = 107)	31 (9%)	76 (21%)	n.s.
positiv	(n = 243)	58 (17%)	185 (53%)	
uPA/PAI-1				
uPA<3 / PAI<14	(n = 120)	31 (9%)	89 (26%)	n.s.
uPA>3 / PAI<14	(n = 39)	5 (2%)	34 (9%)	
uPA<3 / PAI>14	(n = 56)	212 (4%)	44 (10%)	
uPA>3 / PAI>14	(n = 135)	41 (12%)	94 (26%)	

n.s. = nicht signifikant

Tabelle 3: Vergleich zwischen Zytokeratin-Nachweis im Knochenmark und anderen Prognosefaktoren (n = 350).

	uPA (ng/mg Protein)	p	PAI-1 (ng/mg Protein)	p
Menopause				
prä	2,94	n.s.	13,65	n.s.
post	2,84		15,84	
pT				
1	2,55	n.s.	15,62	n.s.
2	3,54		14,58	
3	2,81		18,53	
4	3,19		15,10	
LK				
0	2,73	n.s.	15,21	n.s.
1-3	2,91		13,73	
>3	3,09		15,54	
Histologie				
duktal	3,06	0,005	15,24	n.s.
lobulär	0,92		10,62	
andere	2,22		23,38	
Grading				
G1	1,62	0,07	12,45	n.s.
G2	2,80		13,83	
G3	3,65		16,62	
ER				
negativ	2,97	n.s.	15,58	n.s.
positiv	2,86		14,68	
PR				
negativ	3,56	n.s.	16,42	0,02
positiv	2,81		13,82	
CK 18 (Knochenmark)				
negativ	2,83	n.s.	14,68	n.s.
positiv	3,19		15,58	

U-Test von Mann-Whitney bzw. Kruskal-Wallis-Analyse

Tabelle 4: Vergleich von uPA und PAI-1 (Medianwerte) mit anderen Prognosefaktoren (n = 350).

diese Faktoren unabhängig voneinander und auch unabhängig von etablierten Prognosefaktoren. Wie früher gezeigt [8], besteht zwischen PAI-1 und dem Progesteronrezeptorgehalt eine signifikante Korrelation (p <0,05). Zwischen den beiden Tumorproteasen untereinander fanden wir ebenfalls eine gute Korrelation (p <0,001).

In der multivariaten Analyse war der Lymphknotenstatus der stärkste prädiktive Faktor sowohl für das Auftreten einer Metastasierung als auch für das Überleben (Tabelle 5). Bei nodalnegativen Patientinnen war dies PAI-1, gefolgt vom Knochenmarkstatus.

Bei 21 Mammakarzinompatientinnen konnte mittels Doppelfärbung der Adhäsionsmarker E-Cadherin an der Zelloberfläche CK-18-positiver Zellen im Knochenmark untersucht werden. Bei 4 von 21 Patientinnen waren die CK-18-positiven Tumorzellen gleichzeitig E-Cadherin-positiv, bei 11 von 21 Patientinnen war die Färbung mit E-Cadherin heterogen. Bei 6 Patientinnen war kein E-Cadherin auf der Zelloberfläche vorhanden.

Gesamtüberleben	Signifikanz p	Relatives Risiko RR
Nodalstatus (+ vs –)	0,034	4,28
PAI-1 (>14 vs <14 ng/mg Protein)	0,050	3,37
Knochenmarkstatus (+ vs –)	0,068	2,83
Grading (1/2 vs 3/4)	0,696	1,72
Menopausenstatus (prä vs post)	0,704	1,61
Hormonrezeptoren (+ vs –)	0,947	1,39
uPA (>3 vs <3 ng/mg Protein)	0,974	1,02

Tabelle 5: Multivarianzanalyse aller Faktoren für das Gesamtüberleben (n = 350).

Diskussion

Wir konnten bei 26% der Patientinnen zum Zeitpunkt der Primärtherapie immunzytochemisch CK-18-positive Zellen im Knochenmark nachweisen. Im internationalen Vergleich verschiedener Arbeitsgruppen variieren die Nachweisraten zwischen 4 und 48%. Dies ist auf verschiedene Methoden und auf die Verwendung unterschiedlicher Antikörper zurückzuführen [5–7, 18, 20–24]. In unserer Untersuchung war der CK-18-Nachweis im Knochenmark unabhängig von allen etablierten Prognosefaktoren. In der univariaten Analyse ist der Knochenmarkstatus ein signifikanter Prognosefaktor für Rezidivfreiheit und Gesamtüberleben. In der multivariaten Analyse ist der Lymphknotenstatus der stärkste Faktor, bei nodalnegativen Patientinnen ist dies PAI-1, gefolgt vom Knochenmarkstatus. Die Expression von E-Cadherin auf CK-positiven Zellen im Knochenmark könnte evtl. Aufschluß darüber geben, ob diese Zellen später zu etablierten Metastasen werden oder aber eliminiert werden. Weiterführende Untersuchungen auf diesem Gebiet sind nötig.

Es ergab sich keine Korrelation zwischen uPA/PAI-1 und anderen Prognosefaktoren. Jänicke et al. haben zeigen können, daß uPA und besonders PAI-1 signifikante Prognosefaktoren für rezidivfreies und Gesamtüberleben bei Mammakarzinompatientinnen sind [8].

Der Vergleich der Werte verschiedener Arbeitsgruppen wird durch unterschiedliche Extraktions- und Bestimmungsmethoden erschwert, die Definition der Cut-offs ist jedoch in Deutschland durch die obenerwähnte Multizenterstudie bei nodalnegativen Patientinnen einheitlich (siehe auch Tabelle 2). Die statistische Überbewertung sogenannter optimierter Cut-offs sollte vermieden werden [25]. Eine Standardisierung ist, wie auch für die Knochenmarkuntersuchung, sicherlich notwendig. Zur Qualitätskontrolle bezüglich Extraktion, Bestimmungsmethode, Cut-off, Standardisierung wurde eine Multizenterstudie initiiert: »Klinische Bedeutung von Proteasen für Tumorinvasion und Metastasierung« (Biomed-1-Programm).

Wir konnten keinen Zusammenhang zwischen Primärtumor-uPA/PAI-1 und dem Nachweis von CK-18-positiven Zellen in der Peripherie finden. Diese Prognosefaktoren sind voneinander unabhängig. Ob dies auch für andere Zytokeratine zutrifft, muß noch untersucht werden. Der Phänotyp CK-18 positiv muß per se noch nicht »metastasenbildend« bedeuten. Die Korrelation der neuen Faktoren mit dem Krankheitsverlauf wird zur Zeit prospektiv erhoben. Erst dann kann entschieden werden, ob die Kombination dieser neuen Faktoren eine Optimierung bei der Selektion nodalnegativer Patientinnen für eine systemische Therapie darstellt. Die Verbesserung der Methoden, ihre Standardisierbarkeit und die Erarbeitung von verbindlichen Grenzwerten mit Ringversuchen unter den verschiedenen Labors sollte im Mittelpunkt künftiger Bemühungen stehen. Der Einsatz spezifischer Antikörper bei der Suche nach Tumorzellen im Knochenmark oder neuer Techniken, wie der Polymerase-Chain-Reaction zum Nachweis von Zytokeratin-RNA, wird hoffentlich die Sensitivität steigern und den Zeitaufwand reduzieren helfen. Erste Ergebnisse aus unserer Arbeitsgruppe liegen mit dieser Methode vor, Probleme gibt es noch mit der Spezifität [26]. Die phänotypische Charakterisierung der ins Knochenmark disseminierten Zellen scheint eine sehr viel wichtigere Rolle zu spielen als ihr alleiniger Nachweis. So konnte Heiss bei gastrointenstinalen Tumoren eine gute Voraussage für das Überleben durch den zusätzlichen uPA-Rezeptornachweis auf den disseminierten Knochenmarkzellen treffen [27]. Weiterhin stellt sich die Frage, inwieweit diese Prognosefaktoren auch Hinweise auf die Empfindlichkeit des Tumors gegenüber einer adjuvanten Therapie geben können. Jänicke et al. konnten zeigen, daß Patientinnen mit erhöhten uPA- und/oder PAI-1-Werten weniger gut auf eine adjuvante Hormontherapie ansprechen [28]. Die wichtigste klinisch relevante Frage heißt: Können wir mit diesen neuen Prognosefaktoren entscheiden, welche Patientin einer weiteren Therapie bedarf und welche als geheilt gilt? Diese Frage kann nur anhand von randomisierten Multizenterstudien beantwortet werden [29].

Die molekularbiologischen Erkenntnisse über die tumorassoziierte Proteolyse und ihre Bedeutung für Invasion und Metastasierung könnten neue Wege der Tumortherapie eröffnen, z.B. durch Blockade des tumorassoziierten Proteasesystems [30]. Der Tumorzellnachweis im Knochenmark könnte zu neuen Therapiewegen führen, z.B. durch Behandlung mit Antikörpern [31].

Die Therapie mit humanisierten c-erbB2-Antikörpern zeigt beim metastasierenden Mammakarzinom erste Erfolge [32]. Nach optimaler chirurgischer Therapie und »minimal residual disease« bietet dieser therapeutische Ansatz eine vielversprechende Perspektive für die Zukunft.

Literatur

1. *Schottenfeld D., Nash A.G., Robbins G.F., Beattie E.J.:*
   Ten years results of the treatment of primary operable breast carcinoma.
   Cancer *38*, 1001-1007 (1976)
2. *Valagussa P., Bonadonna G., Veronesi U.:*
   Patterns of relapse and survival following radical mastectomy: Analysis of 716 consecutive patients.
   Cancer *41*, 1170-1178 (1978)
3. *Fisher B. et al.:*
   A randomized clinical trial evaluating tamoxifen on the treatment of patients with node-negative breast cancer who have estrogen-receptor-positive tumors.
   N. Engl. J. Med. *320*, 479 (1989)
4. *Fisher B. et al.:*
   A randomized clinical trial evaluating sequential methotrexate and fluorouracil in the treatment of patients with node-negative breast cancer who have estrogen-receptor-negative tumors.
   N. Engl. J. Med. *320*, 473 (1989)
5. *Untch M., Harbeck N., Eiermann W.:*
   Micrometastases in bone marrow of patients with breast cancer.
   Br. Med. J. *296*, 290 (1988)
6. *Mansi J.L., Easton D., Berger U., Gazet J.-C., Ford H.T., Dearnaley D., Coombes R.C.:*
   Bone marrow micrometastases in primary breast cancer: prognostic significance after 6 years' follow-up.
   Eur. J. Cancer *27*, 1552-1555 (1991)

7. *Diel I.J., Kaufmann M., Goerner R., Costa S.D., Kaul S., Bastert G.:*
   Detection of tumor cells in bone marrow of patients with primary breast cancer: a prognostic factor for distant metastasis.
   J. Clin. Oncol. *10*, 1532-1939 (1992)
8. *Jänicke F., Schmitt M., Pache L., Ulm K., Harbeck N., Höfler H., Graeff H.:*
   Urokinase (uPA) and its inhibitor PAI-1 are strong and independent prognostic factors in node-negative breast cancer.
   Breast Cancer Res. Treat. *24*, 195-208 (1993)
9. *Foekens J.A., Schmitt M., van Putten W.L.J., Petes H.A., Bontenbal M., Jänicke F., Klijn J.G.M.:*
   Prognostic value of urokinase-type plasminogen activator in 671 primary breast cancer patients.
   Cancer Res. *52*, 6101-6105 (1992)
10. *Duffy M.J., Reilly D., O´Sullivan C., O´Higgins N., Fennelly J.J., Andreasen P.:*
    Urokinase-plasminogen activator, a new and independent prognostic marker in breast cancer.
    Cancer Res. *50*, 6827-6829 (1990)
11. *Kobayashi H., Schmitt M., Goretzki L., Chucholowski N., Calvete J., Kramer M., Günzler W.A., Jänicke F., Graeff H.:*
    Cathepsin B efficiently activates the soluble and the tumor cell receptor-bound form of the proenzyme urokinase-type plasminogen activator (pro-uPA).
    J. Biol. Chem. *266*, 5147-5152 (1991)
12. *Marcus G.:*
    The relevance of plasminogen activators to neoplastic growth.
    Enzyme *40*, 158-172 (1988)
13. *Wilhelm O., Hafter R., Coppenrath E., Pflanz M.A., Schmitt M., Babic R., Linke R., Gössner W., Graeff H.:*
    Fibrin-fibronectin compounds in human ovarian tumor ascites and their possible relation to the tumor stroma.
    Cancer Res. *48*, 3507-3514 (1988)
14. *Wilhelm O., Hafter R., Henschen A., Schmitt M., Graeff H.:*
    Role of plasmin in the degradation of the stroma-derived fibrin in human ovarian carcinoma.
    Blood *75*, 1673-1678 (1990)
15. *Reilly D., Christensen L., Duch M., Nolan N., Duffy M.J., Andreasen P.A.:*
    Type-1-plasminogen activator inhibitor in human breast carcinomas.
    Int. J. Cancer *50*, 208-214 (1992)
16. *Pyke C., Kristensen P., Ralfkiaer E., Eriksen J., Danø K.:*
    The plasminogen activation system in human colon cancer: Messenger RNA for the inhibitor PAI-1 is located in endothelial cells in the tumor stroma.
    Cancer Res. *541*, 4067-4071 (1991)
17. *Ingle J.N., Tormey D.C., Tan H.K.:*
    The bone marrow examination in breast cancer.
    Cancer *41*, 670-674 (1978)
18. *Mansi J.L., Berger U., McDonnell T., Pople Z. Rayter Z., Gazet J.C., Coombes R.C.:*
    The fate of bone marrow micrometastasis in patients with primary breast cancer.
    J. Clin. Oncol. *7*, 445-449 (1989)
19. *Moscinski L.C., Trudeau W.L., Fields K.K., Elfenbein G.J.:*
    High sensitivity detection of minimal residual breast carcinoma using the polymerase chain reaction and primers for cytokeratin 19.
    Diagn. Mol. Pathol. *5*, 173-180 (1996)

20. *Schlimok G., Funke I., Holzmann B., Göttlinger G., Schmidt G., Häuser H., Swierkot S., Warnecke H.H., Schneider B., Koprowski H., Riethmüller G.:*
    Micrometastatic cancer cells in bone marrow: in vitro detection with anti-cytokeratin and in vivo labeling with anti-17-1A monoclonal antibodies.
    Proc. Natl. Acad. Sci. *84*, 8672-8676 (1987)
21. *Harbeck N., Untch M., Pache L., Eiermann W.:*
    Tumor cell detection in the bone marrow of breast cancer patients at primary therapy: results of a 3-year median follow-up.
    Br. J. Cancer *69*, 566-571 (1994)
22. *Funke I., Fries S., Jauch K.-W.:*
    Tumorzellnachweis im Knochenmark: Entscheidungshilfe zur adjuvanten Therapie bei nodal-negativen Patientinnen mit Mammakarzinom.
    Chirurg *62*, 805-809 (1991)
23. *Cordell L.F., Falini B., Erber W.N. et al.:*
    Immunoenzymatic labeling of monoclonal antibodies using immune complexes of alkaline phosphatase and monoclonal antialkaline phosphatase (APAAP complexes).
    J. Histochem. Cytochem. *32*, 219-229 (1984)
24. *Osborne M.P., Rosen P.P.:*
    Detection and management of bone marrow micrometastases in breast cancer.
    Oncology *8*, 25-31 (1994)
25. *Altman D.G., Lausen B., Sauerbrei W., Schuhmacher M.:*
    Dangers of using „optimal" cutpoints in the evaluation of prognostic factors.
    J. Natl. Cancer Inst. *86*, 829-835 (1994)
26. *Untch M., Hagen D., Fields K., Trudeau W., Nestle- Krämling C., Konecny G., Moscinski L., Elfenbein G.:*
    The use of Cytokeratin 19 reverse transcriptase polymerase chain reaction for the detection of tumor cells in the bone marrow of patients with primary breast cancer.
    Breast Cancer Res. Treat. *37*, 102 (1996)
27. *Heiss M.M., Allgayer H., Grützner K.U., Funke I., Babic R., Jauch K.W., Schildberg F.W.:*
    Individual development and uPA receptor expression of disseminated tumor cells in bone marrow: A reference to early systemic disease in solid cancer.
    Nature Med. *1*, 1035-1039 (1995)
28. *Jänicke F., Thomssen Ch., Pache L., Schmitt M., Graeff H.:*
    Urokinase type plasminogen activator (uPA) and its inhibitor PAI-1 as selection criteria for adjuvant chemotherapy in axillary node-negative breast cancer patients. In: Prospects in diagnosis and treatment of breast cancer.
    International congress series 1050, Excerpta Medica 207-218 (1994)
29. *Graeff H., Jänicke F.:*
    Prognosefaktoren beim Mammakarzinom und ihre Konsequenzen für die Therapieentscheidung.
    Chirurg *63*, 461-468 (1992)
30. *Wilhelm O., Schmitt M., Senekowitsch R., Höhl S., Wilhelm S., Will C., Rettenberger U., Reuning U., Weidle U., Magdolen V., Graeff H.:*
    The urokinase/urokinase receptor system - a new target for cancer therapy? In: Prospects in diagnosis and treatment of breast cancer.
    International congress series 1050, Excerpta Medica 145-156 (1994)
31. *Schlimok G., Pantel K., Riethmüller G.:*
    Reduction of metastatic tumor cells in bone marrow of breast cancer patients treated with monoclonal antibodies. In: Prospects in diagnosis and treatment of breast cancer.
    International congress series 1050, Excerpta Medica 157-160 (1994)

32. *Baselga J., Tripathy D., Mendelsohn J., Baughman S., Benz C.C., Dantis L., Sklarin M.T., Seidman A.D., Hudis C.A., Moore J., Rosen P.P., Twaddell T., Henderson I.C., Norton L.:*
Phase II study of weekly intraveneous recombinant humanized anti P185 HER2 monoclonal antibody in patients with HER2/neu overexpressing metastatic breast cancer.
J. Clin. Oncol. *14*, 737-744 (1996)